きれいに死にたい

歯科医師が教える
幸せな生き方・暮らし方

みんなが幸せに暮らす、楽園を夢見て……。

はじめに

歯科医師22年で学んだ「食」

もうすぐ、歯科医師22周年になります。私にとってこの22年間は、病気との闘い、食事との闘い、自分との闘いでした。

思い起こせば26年前、20歳だった私は、今から考えると、生きているのが精一杯の時代でした。子宮内膜症とそれに伴う子宮と直腸の癒着と痛み。出血多量による、極度の貧血。たびたび襲う、心臓発作。掻き続ける背中や腕のアトピー性皮膚炎。何の疑いもなく、治療に出されたホルモン剤や種々の薬の服用とそれに伴う、副作用。

学校に行っても、早退ばかり。顔はいつも吹き出物だらけできれいだったためしがない。道でもデパートの売り場でも、倒れてばかりいた覚えがあります。

23歳の頃には、歩くのも困難になってしまい、毎日のように点滴を受け、精神安定剤を飲み続けていました。

大学を卒業し、国家試験に受かったものの、決まっていたのは入院の日取りと検査手術の入院。父は私を実家に戻し、家事手伝いをさせながら、病気療養をするしかないと思っていたらしいです。

しかし、そこで、諦めなかったのが私。「働きたい」という欲が、私を動かしました。まず、有名な（町の歯医者で患者さんに人気があり、なおかつ勉強をされている先生）開業医の、長岡市の関正一郎先生を探し当て、無理やり就職させていただき、関先生から、大阪の故片山恒夫先生（朝日新聞連載「歯なしにならない話」他で有名）や柏崎市の大塚誠之輔先生をご紹介いただいたことで、一気に「食」への勉強に火がつき、さまざまな民間療法や代替医療、玄米菜食やマクロバイオティックを学び、少しずつ自分の体調が変化し、「食」の大切さ、「食」の重要性、「食」の怖さ、「食」の難しさを感じ始めました。

「こうしてはいられない。早く、このことを患者さんや子どもたちに伝えないと、私の二の舞どころか、私よりもっと重病の患者さんが増えるぞ」という危機感が、私を襲ったのは、私の体がどんどん健康になってきた20代後半でした。何かに取り憑かれたように、自分からお願いして講演をさせていただいていたのもこの時期です。「食」を正して、虫歯を予防し、それが結局は全身の病気の予防につながることを話していました。心無い同業者には「何で患者を減らすようなことをするんだ」と、何度ものののしられました。

その後も、両目の角膜潰瘍と剥離による3ヶ月の失明。娘のアトピー。子宮ガンの疑い。喘息の発作。糖尿病。次々と襲ってくる病気にもめげず、そのたびごとに、進化しながら、何とか患者さんや講演の聴衆に、その人その人に合った、すぐに実行できる、簡単かつ有効な食事療法を伝えたいと、日本全国を回って講演をする日々です。

そんな私が、この頃つくづく感じることは、自分がいかに無力であるかということ。この、18年ほど、身を粉にして講演活動を続けているわけですが、果たしてそれが本当に功を奏しているのか、それが不安で仕方ありません。

会場に行って話をしてみると、集まっている方たちは健康オタクの方たちばかり。私が本当に伝えたい、将来に危険をはらんだ、未病（未だ病気にならざる＝病気の可能性を秘めた状態）の子どもたちや若い方たちになかなか伝えられないということ。私と同じように、いいえ、もっと重症になるかもしれない人たちに、早くそのことを伝えなくてはいけないと、あせるばかり。

この頃は、気がつくと講演最中に興奮のあまり、けんか腰で話していることがあり、自分でも反省しています（笑）。私の感触としては、教育関係者を含む市町村長をいかに巻き込んで利用するかということ。実際に子どもたちに話すのも非常に有効であることがわかりました。

学校給食関係でも、実際に私の講演がきっかけで、給食のご飯（米食）の回数や、献立が変わったところも、全国にずいぶん増えてきました。ありがたいことです。全校生徒で真剣に聞き入ってくれる高校生を前にすると、ついつい、「ここが正念場」と力んでしまいますが、きっと何か伝わっているはずです。

最近で笑えた話に、乳酸菌飲料「ヤ〇ルト」の部長とのやり取りがありました。私の講演で使うスライドの中に商品が写っているために、売り上げが激減しているとのこと。死活問題だから、即刻商品のスライドをカットすることと、講演内容からはずすようにとの要請。もちろん、私を法的に訴えられないことは知っていますから、スライドにモザイクをかけることで合意。実際にはおかげさまで、講演内容はもっと刺激的になりましたが（笑）。

22年間の私の経験で集大成した10項目がありますので、参考にしていただきたいと思います。都合のいい話ですが、玄米菜食もマクロビオティックも片山式も長岡式も千坂式も幕内式も西洋医学も東洋医学も、すべて含めて良いとこ取りをさせていただきました。

あれほどこだわっていたここまでたどり着くまでに多くの方に、ご指導いただきましたことに感謝を込めて、お名前を挙げさせていただきます。大阪の故片山恒夫先生、長岡の関正一郎先生、柏崎の大塚誠之輔先生、神戸の藤井佳朗先生、ニュージーランドの船越康弘先生、柏崎の下條穰瑠先生、東京の幕内秀夫先生、神戸の故島田彰夫先生、魚沼の上村伯人先生、京都の江部康二先生、京都の伏木亨先生、佐賀の矢山利彦先生、福岡の境宏一先生、本当にありがとうございました。そして、長年私を支えてわがままや無理を聞き入れてくれたひまわり歯科のスタッフ、友人、そして家族に感謝いたします。

いつか、世界中の人間が、正しい「食」を選ぶ能力を身につけ、病気らしい病気がなくなり、争うこともなく、飢えることもなく、みんなが幸せに暮らすフィンドホーンのような楽園になることを夢見て……。

もくじ

きれいに死にたい 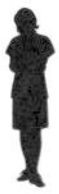 contents

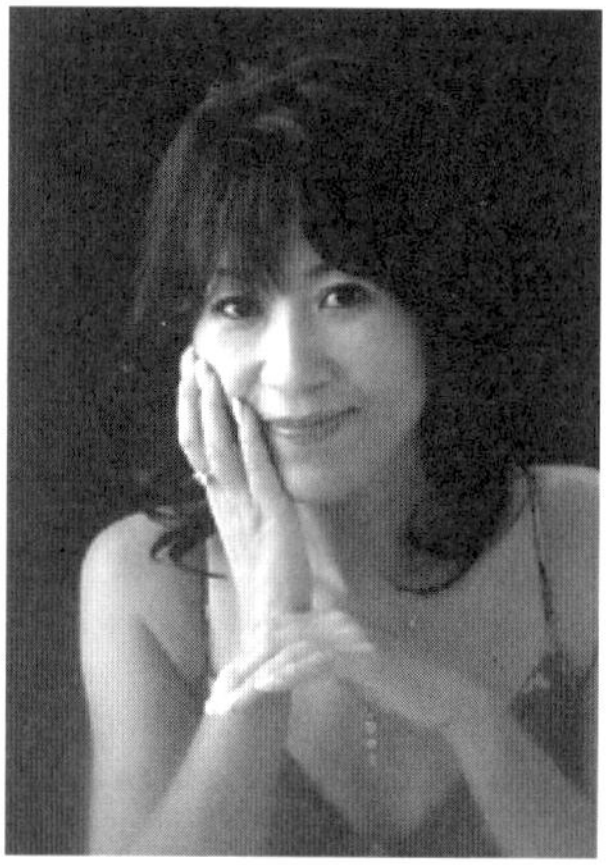

撮影＝増井伸一・伸子

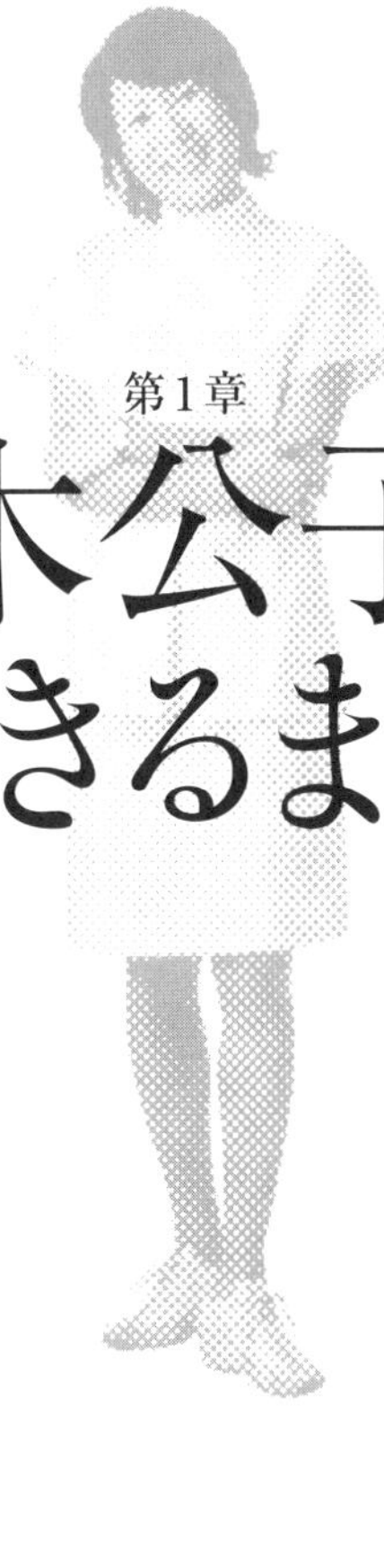

第1章

鈴木公子ができるまで

人間の自然治癒力は、
毎日の食事が
引き出してくれる。

「病気の宝庫」だった私

私は、昭和34年生まれ。現在47歳の歯科医です。住まいは新潟市内ですが、開業している歯科医院が自宅から75キロ離れているので、毎日車で150キロの往復通勤。さらに、14歳になる娘がいますので、働きながら主婦もやり、母親もやり、なおかつ父の会社の経営にも携わっているので、たいへん忙しい毎日を送っております。けれども、なぜか元気はつらつ！　全国各地から「講演を」とお声が掛かれば、すぐにヒョイヒョイと飛んで行ってしまうほど、やる気と元気に満ち溢れているのです。

こんな私の姿をごらんになった方は、「きっと、もともと丈夫な人なのだろう」と思うことでしょう。ところが、違うのです。実は、以前の私は、病気の宝庫でした。宝庫というのは「宝」と書くので、「病気をたくさん持っていて宝というのも変だろう」と言われたことがありますが、病気を克服するまでの様々な過程のおかげでわかったこと、実感できたことが現在の自分を作っているとも言えるので、やはり私にとっては、これまでの病気は「宝」なのです。

実際に、私がどのような病気だったのかというと……。生まれたときから大きな赤ちゃんで、そのまま小学3年生くらいまではすくすくと育ち、学年で一番発育のいい子どもでした。とにかく大きくて、いつも郡市の中で〝健康優良児〟のトップに選ばれていたほどです。

私の育った頃は、とにかく大きいことがいいことだという風潮でしたから、「大きくていい子だ」と言われて育ったのですが、小学校高学年くらいから、いつも心臓がバクバクして苦しくなってきたのです。そこで内科の先生に診ていただくと、「体が大きすぎて、心臓の成長が追いつかない。だから、とにかく大きくなるまで待ちなさい」と、言われました。

そんな状態でしたから、体育なども他の子どもと同じようにはできず、体を動かすことを控えがちだったせいか、高校生くらいからは、とにかく年中、病気ばかりするようになってしまいました。

まず、高校1年のときに肺炎になり、それ以降、体調も優れず学校は休みがちでした。試験を受けられないこともあり、成績は上位とはいきませんでした。それでも、何とか大学の歯学部に受かり、ホッとしたのも束の間、その頃にはいろいろな病気が出てきてしまったのです。

＊　　＊

それは20歳の春だったと思います。あまりの生理痛のひどさに、救急車を呼ぼうかと思う程だったのを覚えています。初潮の頃から生理痛はひどかったのですが、その頃になると毎月ひどい痛みが1週間以上も続き、歩いていても、貧血を起こすほどでした。

痛みはだんだんとひどくなり、生理ではないときにも、歩けないほどの痛みがしばしば襲ってきました。何をやっても疲れやすく、階段を2階まで上るだけで息が切れるほどでした。こんな調子ですから学校も休みがちで、大学2年のときには150時間もの欠席をしてしまいました。

私は、両親が小学生のときに離婚しており、父と暮らしていたので生理の相談をすることもできませんでした。この年頃で、産婦人科に行くのはとても抵抗がありました。でも、このように尋常ではない状態になってきたので、意を決して1人で産婦人科に行きました。

大きな病院では恥ずかしいという思いから、町の開業医を訪ねてみました。

診断は「子宮内膜症、ダクラス窩腫瘤」。難しい病名でしたが、そのときの説明では、ダクラス窩に良性の腫瘍があり、それが直腸と癒着を起こし圧迫しているとの診断でした。これは生理のときの血液が外に出ずに体内にたまっていく症状で、そのままにしておくとどんどん進行していくものです。治療法としては子宮を取る以外には一生ピルを飲み続けて生理を止めてしまうしかないし、将来も赤ちゃんはまず望めないだろうとのことでした。

私にとっては、地球がひっくり返る程の大ショックでした。そんなひどい病気だったなんて、その上赤ちゃんも産めないなんて……。両親が不仲だった分、私は幸せな家庭を夢見ていました。それなのに突然、「子どもが産めない」と宣告されたのですから、その辛さといったらありませんでした。

一応父に相談しましたら、ちょうどその頃、誤診で子宮摘出された人達が病院を訴えている事件があったこともあり、私もきっと誤診だから大きな病院に行ってみるべきだと言われました。少し気をとり直した私は、今度は地元のがんセンターに向かいました。

ところが、そこでも、「一生子どもはできません。治療も、前の病院で言われた通りの方法しかありませんから、「言う通りにしてもらってください」と、言われてしまったのです。ショックはさらにひどく、それからは打ちひしがれたまま薬を飲み続けました。ピルを飲んでいると妊娠した状態ですから、確かに毎月の生理も軽くなりました。ひどい貧血状態も薬でかなり改善され、1年間近くはまあまあ具合もよく過ごしていたように思います。

しかし精神的ショックはそのまま続いていましたから、だんだんお酒の量が増え、女一人で飲みに出ては酔ってベロベロになるということがしばしばでした。そして、調子がよかったのもつかの間、だんだんとだるさが続くようになり、ピルの副作用で体全体がむくんでいる感じになってきました。

＊　　＊

その頃から私の体は、いっそうおかしな方向に向かい始めたのだと思います。まず、心臓の発作がたびたび起きるようになり、1日に何度も頻脈が起き、フラフラしている状態が続きました。

あるとき、ついに授業中に大学の附属病院に担ぎ込まれ、何人もの先生がてんてこまいした挙句、やはり精密検査を受けたほうが良いとのことで、それから大学病院に通うことになりました。何ヶ月も通い、ありとあらゆる検査を受けたところ、心臓のどこかの弁に異常があり、発作性頻脈と診断されました。

＊　＊

もうひとつの症状は低血糖です。私の家は代々糖尿病の家系で、幼い頃から母のいなかった私達姉妹は、糖尿病の祖母に甘やかされて育ちました。

祖母の口癖は、「あなたたちも糖尿病になると甘い物が食べられないから、食べられるうちに食べておいたほうがいいよ」でしたから、小さな頃から甘い物は摂り過ぎていたと思います。

高校生くらいになると、学校の机の中にもカバンの中にもいつもキャンディーが入っているほど甘い物漬けになってしまい、大学生の頃にはすでに低血糖症状が出ていました。

祖母が低血糖症状になるといつもキャンディーをひとつなめて治めていたので、私も気分が悪くなると甘い物を口にしていました。そんなことを約10年も続けていたのですから、今思い返すと本当にバカなことをしていたものです。

そんなある日、街を歩いていて、いつもの低血糖症状（冷汗ダラダラ、目はチカチカ、血の気が失せ、手足はしびれて足はフラフラ）が出てきたので、カバンの中を探したのですが、甘い物がありません。私はすっかりパニック状態になりました。辺りにはスーパーなど見当たりません。一軒のラーメン屋さんが目に入り、飛び込んで「ラーメン」とほとんど悲鳴のような声で注文しました。すぐおいしそうなラーメンが出てきましたが、箸を持つ手が震えてしまって口に運べないのです。涙がにじんできました。ラーメン丼を持つこともできず、でもどうしてもこれを食べなければと思い、人目もはばからず、ついに丼に口をつけました。まさに犬食いそのもの。若い女性がまっ青な顔をして、丼に食らいついているのですから、周りのお客さんはびっくりしたことでしょう。でも、私は必死だったのです。

その事件をきっかけに、これはただごとではない、私はもう完全に糖尿病になってしまったと思い込み、病院で検査を受ける決心をしました。ところが、診断は「糖尿病ではありません」でした。そのとき、医師が低血糖症について説明してくれていたらその後どんなに助かったことでしょうに……。何の説明もなかったため、ほっとした私は今まで通り甘い物を食べ続け、重症の低血糖症へと突進していったのでした。

＊　＊

そんな状態に追い討ちを掛けるように、今度はアトピー性皮膚炎の病状まで出てきました。当時はまだアトピーなどという病名はメジャーではなく、私の病名もただの接触性皮フ炎とのことでした。背中と上腕部が殊にひどく、常に掻き続けていました。あるとき、友人とお風呂に入り、彼女に「あなたの背中なあに？」と言われ、鏡をみてビックリ。背中に赤黒いアザが帯状にあるではありませんか。無意識で掻いているうちに、アザになってしまったのでしょう。腕も同じような状態でした。

ときどき皮膚科に行ってホルモン剤の湿布をしてもらい、飲み薬や塗り薬をもらっていましたが、止めるとすぐにかゆくなり、また病院に行くというパターン。もどかしくて先生に「何が原因なんでしょうか？」と聞いても、「そんなもんわからん」のひと言です。今考えてみると原因の説明もできずに、よくもまあ、あんなにたくさんの薬を出せたものです（それを信じていた私も未熟でしたが）。

ざっと私の病歴をたどってみましたが、結局はどの病気も原因が除去されたわけではないため、常にどこかの病院に通い、ホルモン剤、抗生物質、鎮痛剤をもらい、1回に飲む量が10数個。薬袋は、買い物袋みたいなマチのついた大きいものになりました。まさに薬漬けです。けれども、その頃は薬を飲むことがたったひとつの治療法だと信じていました。

＊　＊

ところがそれほどまでやっているのに、大学4年生のときには、3年間飲み続けていたピルの副作用で目まいと吐き気がひどくなり、学校まで何とかたどりついても机の上の教科書がグルグルまわって見え、授業がまともに受けられなくなっていたのです。

そこで、朝、まず大学付属病院に行って点滴を受け、吐き気を止めてからやっと授業を受けるという毎日を繰り返していると、さすがに内科の教授も不審に思い、とある大学病院の産婦人科を紹介して下さいました。

その後また何ヶ月か検査が続き、それはそれは痛い思いもしたものです。でも、診断はやはり子宮内膜症で、治療法はまたもやホルモン剤の服用でした。

後でわかったことですが、最初に3年間飲み続けたホルモン剤は2年の服用で発ガン率100%、その後に飲んだ新薬のホルモン剤は、服用した若い女性の脳梗塞が多発し、訴訟が起きていたことがわかりました。

そんな娘を見ていた父は、私が大学を卒業しても絶対に働くことはできないだろうと思っていたようです。父だけでなく、そのときの状態では働けるはずもないのは誰が見ても明らかでした。私自身も、とにかく具合が悪くて、卒業するのも精一杯という感じでしたし……。そのような理由で、卒業後の進路として決まっていたのは、就職口ではなくて入院先と手術の予定でした。

食事療法との出会い

そんな私に運が向いてきたのはその後でした。退院後、父には自宅療養を勧められていましたが、どうしても働きたくなりました。大学病院ではなく、開業医で熱心に仕事に取り組んでいらっしゃる先生の下で勉強したいと思い、長岡にある関歯科医院の関正一郎先生を探し出しました。無理を言ってお願いして働かせていただくことになりましたが、実は関先生は特別な先生だったのです。

私は、大学6年間ずっと歯学部で西洋医学を学んできたはずなのに、その課程で1度も習ったことがないことを言われたのです。

「病気には原因があって、その原因を取り除かなければ必ず再発する。だから、病気の治療っていうのはその原因を取り除くことなんだ」「そしてできれば、未病を見つけてあげるべきだ(病気になる一歩手前で気づき、それを治す)」と。

確かに、私もいろんな病気になったとき、診察の度にいつだって先生に聞いてきました。「先生、何が原因でこんなになっちゃうんですか。どうして私だけ、こんなに具合が悪いんですか」。すると、「さあ、わからん。体質かなあ」とか、「生まれつきじゃないかなあ」と言葉を濁して、結局誰も教えてくれませんでした。アトピーのときもそうでした。「わからないから、ステロイドを塗るんでしょう!」と叱られたこともありました。

なのに、関先生は「病気には必ず原因があるはずだ」。挙句の果てには「君の病気も必ず原因がある。だからその原因を取り除けば、絶対によくなるから」。

私は半分怒りました。だって、今までずっと苦しんで、専門医という専門医を全部まわり、手術をして、東京にまで行って診察してもらって「薬を飲み続けるしか方法がない」と言われているのに、なんでそんなに簡単に「治るよ」と言えるの？　と思ったからです。

それでも、関先生のお話を聞いているうちに、なんだか納得できる部分もあるなと思い始めました。でも、実際にどうしたらいいかはわからなかったのですが、そんなとき、関先生の知り合いで、食で養生することを教えている歯科医の大塚誠之輔先生（新潟県柏崎市・大塚歯科医院院長）を紹介していただき、その先生に自分の症状を話してみたのです。

そのときは、相手は歯医者さんですし、ちょっと相談という感じでした。ましてや、子宮や心臓が治ったり、完全に健康になるなんて考えてもいませんでしたから、アトピーが少しでも改善されれば、くらいの軽い気持ちでした。その頃の私は、背中や二の腕がいつもぐちょぐちょに荒れていて、夏でも半袖を着るのがはばかられるほどでした。24歳のときのささやかな夢は、堂々と半袖を着ることでした。

そこで、その先生に、「先生、アトピーって治りますか？」と聞いてみました。すると、いともあっさりと「ウン、簡単だよ」と答えたのです。

「えーー嘘だーー！　私は、こんなにステロイド使ってきたのに、一向に治りそうにないのに、簡単ですって」と思いましたが、そんな私に先生はこう言いました。「簡単簡単。まずは卵と牛乳と砂糖、これから3ヶ月間ぴったりと止めてごらん。それから、主食に玄米と、副食にはなるべく野菜を食べること」。

私は拍子抜けし、「え？　簡単じゃん。3つくらいならやれるわー」と思い、即日実行してみたのですが、実は、これがとても大変なことでした。卵と牛乳と砂糖を使わない料理なんて、外食ではありえませんし、市販されている食品にも3つのうちどれかがたいてい含まれているので口にできません。それでも、きれいになりたいがために、がんばってやってみたのです。

すると、本当に3ヶ月で、まず腕のアトピーがツルリときれいに消えました。そして、日に日に背中のアザも薄くなってきたのです。これには驚きました。薬も何もつけていないのに、どんどんよくなるのですから……。もちろん、玄米食も並行して続けていました。

でも、まだその頃は、まさかアトピー以外の症状までは治るまいと、食事の効果をあなどっていましたし、相変わらず鎮痛剤もたくさん使っていました。

今考えれば、とても徹底した玄米菜食とは言い難いものでしたが、それでも食べ始めて3年が経ってみると、肌はきれいになるし、どんどん元気が出て仕事もバリバリできるし、多少無理してもダウンしないし、何だか体の底からエネルギーがふつふつとわき出してくる感じになったのです。「もしかすると、私はこのまま健康人になれるのではないかしら」と何となく、明るい未来が見えたような気がしてきたほどでした。

ところが、物事はそううまくはいきませんでした。

ついに失明? アレルギー性角膜潰瘍

ある時期から、視界が白っぽく濁るようになり、朝、目が覚めると窓の外が真っ白に見えたのです。冬でしたから、「雪がたくさん降ったなぁ」と思って部屋の中を見回すと、なんと同じように白いではありませんか。その上、目を動かすたびにひどく痛いのです。

何が何だかさっぱりわかりません。まあ、コンタクトを使っていて細菌感染でもしたのでしょう、と軽く考えていましたが、痛みがどんどん増し、仕事もできなくなったので、眼科に駆け込むと「角膜潰瘍、角膜剥離」という診断。通院で治るとのことでしたが、その痛みたるや人間の病気の痛みの中で最もつらい痛みとかで、この病気になったあの貴花田（現 貴乃花親方）も、あまりの痛みに病院の壁を拳で叩いたとのことです。

私の場合は、あまりの痛みに壁を叩くどころか寝返りも打てないほどでした。それでも1ヶ月経ち、視力も戻り、眼科の先生のお許しも出たので、その日30分だけコンタクトを入れてみることになりました。そうしたら、今度は両目の角膜潰瘍からなんと角膜剥離にまで進んでしまったのです。これはもう、生き地獄でした。両目が開けられず、痛みは言い表しようもありません。遠くで音がしただけで、うめき声が出るほど痛いのです。盲目の状態でただただ痛みをこらえる毎日が続きました。結局、診断は「アレルギー性角膜潰瘍・剥離」。そうだったのです。これもアレルギーの延長だったのです。その後も再発し計3回、ほぼ3ヶ月視力を失ってしまいました。

このまま失明してしまうのではないかという不安と真っ暗闇の中で、激痛に耐えつつ辛い日々を過ごしましたが、治療を施し、2ヶ月でどうにかまた目が見えるようになりました。

そして、そのときにやっと気づいたのです。

「今までが甘かった。こんなことでは、私は健康人に近づくどころか次々と新しい病気になってしまう。そういえば、この頃ずっと調子が良かったからって、つい甘い物や果物も食べたし、玄米だって時々なまけたし、何もかもいいかげんになっていたもんなぁ」。

最近、眼科の友人に検査していただいたら、私の角膜が本当に薄くなってい て、「もし、もう一回剥離していたら、失明したでしょうね」と言われました。

くわばら、くわばら。

不可能といわれた出産を果たす

それからです。徹底的に勉強を始めました。食べ物に関しての本を次々と読み、講演会に行き、いろんな人達と出会い、たくさんのことを教えていただき、これでもか、これでもかというほど知識をつめ込みました。特に大塚誠之輔先生にはたくさんのことを教えていただきました。そんな勉強の結果、私の子宮内膜症は、お砂糖と果物の摂り過ぎに原因があったことがわかってきたのです。西洋医学では原因はわからないと言われ続けましたが、東洋医学的な考え方だと、私の病気は、見事に甘いものの摂り過ぎに原因があることを教えてくれたのです。

玄米を1日3食、欠かさず食べ始めたのもこの頃からでした。それから2度と目の病気は再発せず、なんと、子宮内膜症の症状がメキメキと軽くなってきました。1回の生理で10～20個も使っていた鎮痛薬（坐剤）も2個ほどで我慢できるほどに軽くなり、こうなると、まるで、自分の体を食べものという薬で実験しているようで、どんどん面白くなってもきました。

それからの私は、別人の体になったみたいでした。何をするにも今までとは段違いに楽なのです。疲れないし、それどころか、じっとしていられないほどエネルギーがわいてくる感じなのです。

そして、自分でも信じられないことに、なんと「絶対無理」と言われ続けた子どもまで授かることができたのです！　経過は順調で、無事、女の子が産まれました。

しかし、まだまだ神様は許してくれませんでした。喜んだのもつかの間、生後2週間ほどから、娘の肌が大変なことになってしまいました。アトピー性皮膚炎です。予想はしていましたが、生まれたての赤ちゃんが痒がって顔をかきむしり、血だらけになるのを見るのは、地獄のような苦しみでした。母乳さえしっかりしていれば大丈夫と考え、全くの穀物菜食のみで育て続けました。夜は手を握ったまま眠り、ほとんど熟睡することもできず、2年間を過ごしました。幸い、どんどん症状は治まり、14歳の今、いったい誰がアトピーだったかさえわからないほどになりました。当時は疲労の余り、今より6キロも痩せていました。

38歳のときには糖尿病と診断され、それも食事療法のみで何とかコントロール。47歳のときには、小さいころからの不整脈が悪化。心房細動が続き、主治医に死ぬかもしれないといわれましたが、幸い、私の血液は先生もびっくりするほどさらさらで、血栓ができなかったことで、九死に一生を得たようです。食事を気をつけてきたことで、何回も命拾いをしてきたのです。

食事で引き出された自然治癒力

思えば、大学病院ではとにかくいろいろな治療を受けました。ありとあらゆる痛いこと、辛いこと、薬を飲むことをずっとやり続けてきたのです。でも、それは原因を取り除いているのでなく、単なる対症療法だったわけです。それが、ただ食事を変えただけでどんどん良くなったのです。

つまり、食事が人間の自然治癒力を引き出してくれることを、身をもって実感したのです。そして、子どもまで無事に産めたときに、強く「ああ、これを患者さんに伝えなくっちゃ」と感じました。それが私の使命だと思いました。

それからは、1人でスライドと映写機を持って、学校や幼稚園など様々なところにお願いして講演をさせていただくようになり、やがて依頼を受けることも増えてきて現在に至ります。

「こんな食生活をしていると、皆さんのお子さんも、私みたいに病気になっちゃいますよ。こんなに辛い思いをさせたくなかったら、今、きちんとした食事をさせてあげてください。そうしないと、ずっとずっと苦労することになりますよ。9歳までの間に食べた食事で、その子の一生はほとんど決まってしまいますよ」ということを、とにかくお母さん達に伝えたくて。そうした活動の中で食育の大切さを話していたら、幕内秀夫さんにお声かけいただき一緒に活動をさせていただくようになり、またさらに講演の範囲が広がって行きました。

＊　＊

ここまで、おもに私の病気と体の健康について述べてきましたが、もちろん歯科医としての臨床経験からも、食事はとても重要なものだとわかってきました。そこで、講演では、食事が歯と体全体に与える影響について、重点的にお話ししています。

ちなみに、私の病院が開業した20年ほど前は、診療所のある新潟県西山町（現在は柏崎市）は県内で虫歯の率が最下位から4番目、つまり、全県で4番目に虫歯の多い地域でした。ところが、講演と指導の甲斐あってか、この6年くらいで上位3位内に入るようになりました。

実は、当時の一部の歯科医師にはとても嫌われていました。「お前は自分で自分の首を絞めてどうするんだ！　患者が激減したじゃないか」と。確かに、うちの医院の収入が激減したことは事実なのですが、それっていいことだと思いませんか？

そんな私も、食育基本法の制定により、どこからも引っ張りだこ。嫌われ者の時代は終わりました。それどころか、各地の歯科医師会、医師会、医療関係者からの依頼で、講演をさせていただくようになったのですから時代は変わりました。

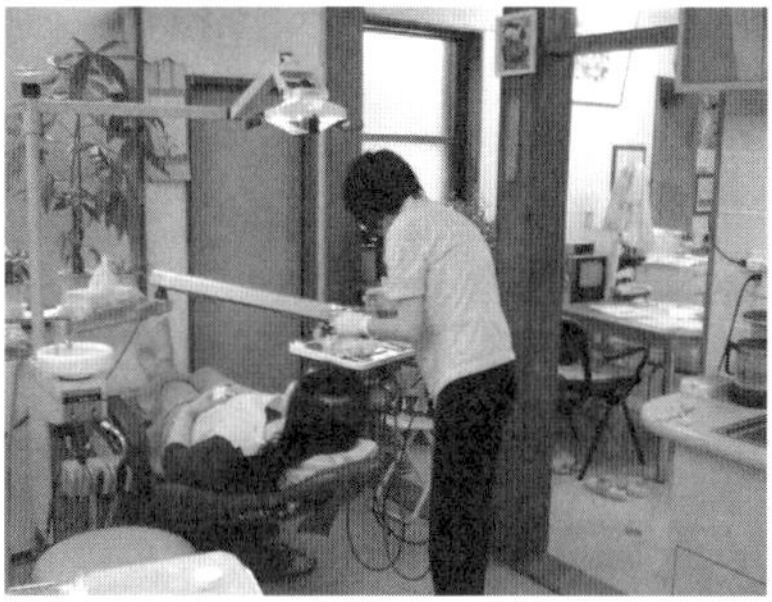
ひまわり歯科医院の診療室

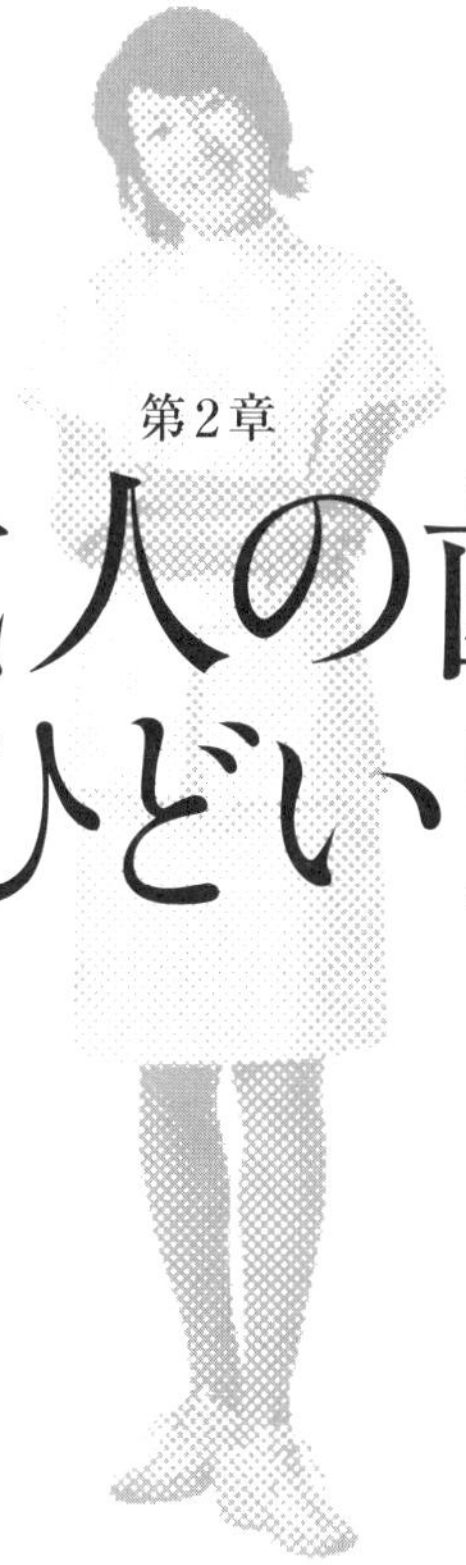

第2章

現代人の歯はひどい!

口の中は、
体の中をすべて
映してくれます。

勘違いしやすい危険な飲みもの

今までに1万人もの患者さんのお口の中を見せていただいているので、口の中を見るだけで、その方の好みがたいていわかるようになってきました。

和食が大好きな方。甘い物が大好きな方。ジュース類の大好きな方。果物が大好きな方。コーヒーが大好きな方。早食いの方。ストレスだらけの方。まじめで、いつも頑張り過ぎている方。お年寄りの介護をしている方。コンビニ弁当ばかり食べている方。柔らかい物ばかり食べている方。アルコール漬けの方。便秘気味の方。高血圧の方。みんな、お口の中にサインが出ています。幕内秀夫先生のおっしゃるギャンブル好きや女好きの方はちょっとわかりませんが……。

そもそも歯科医師の仕事は、虫歯や歯周病を治すことだけではありません。どうしてその患者さんが病気になったのか、その原因を探ることが大切です。お話を聞いて、お口の中をくまなく観察して、原因を探し、それを患者さんに伝えることにより、再発を防ぐことこそが医療ではないでしょうか？

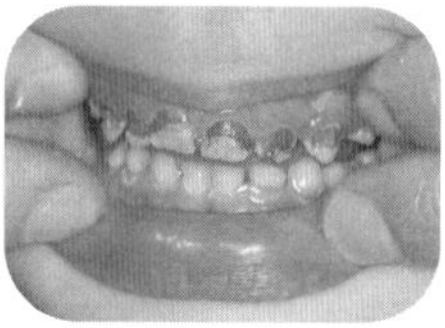

❶数ヶ月で乳歯が全て虫歯に（2歳児）

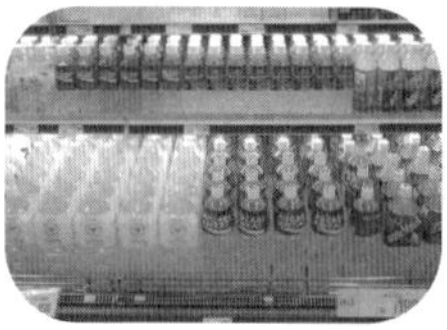

❷子どもの乳歯を溶かす飲み物

原因を取り除くことなく、ただむやみに治療をしたり、お薬を飲んでもらうだけでは何の解決にもなりません。これまでの医療人は、あまりにも対症療法に頼りすぎていたと同時に、患者さんも自分の側の原因を知ろうともせず、あまりにも他人任せだったのではないでしょうか。

近年、病気の原因の多くが食生活に深く関係していることが明らかになり始めました。だからこそ、病気の人もそうでない人も、毎日の食習慣に気をつけて病気を原因から取り除くように心掛けたいものです。

まずは、飲みものから見ていきましょう。子どもの歯と体の健康は、まわりの大人の認識にかかっています。ところが、良かれと思って与えているものが、実は子どもの歯を破壊しているケースも少なくありません。

初めに見ていただきたいのは2歳の男の子の前歯です（写真❶）。2歳というのはまだ乳歯が生え揃ったばかりです。その20本が、数ヶ月の間に虫歯になって全部溶けてしまった例です。何かを間違って、子どもの健康のためにとお母さんが飲ませ続けたものが原因です。おわかりになりますか？

正解は、スポーツドリンクです（写真❷）。これは、小児科の先生が、子どもに脱水症状があるときや熱が高いときなど緊急に水分を補給するために推奨しているものです。それを、間違って「お医者さんが勧めるのだから、これはきっと水よりもいいものなんだ」と受け取り、毎日子どもに哺乳瓶でスポーツドリンクを飲ませたら、このような結果を招きました。

このスポーツドリンクは、ある製薬会社が作っています。どうして製薬会社が販売しているかというと、これは点滴の中身とほぼ同じ成分だからです。点滴の液に、少しグレープフルーツの風味をつけ、砂糖をたっぷり入れるとスポーツドリンクになります。今にも死にそうな人がするのが点滴です。健康な人は点滴をしません。それなのに、それを間違えて毎日子どもに飲ませてしまったわけです。

子どもたちも、スポーツドリンクに対してはとても間違いやすいようです。当医院の中学生と高校生の患者さんも、「スポーツをしているときには、絶対あれじゃなきゃダメ!」などとよく言います。しかし、プロのスポーツ選手に聞きますと、だいたい通常の2倍か3倍に薄めて飲んでいるそうです。あれほど濃厚な液体を飲んだら、反対に喉が渇いてしまいますし、虫歯になるのもあ

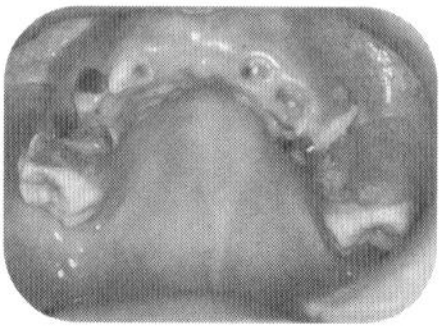

❸歯が溶けた状態(小学1年生)

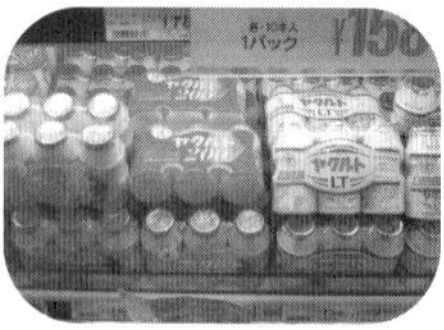

❹乳酸菌飲料も歯を溶かす原因に

っという間です。

次は特に、おばあちゃん、おじいちゃんが孫に「これを飲むと腸の調子が良くなる」とあげてしまうものです。昔、どの家でもとっていたものですが、これを毎日何本もあげていると、小学1年生になる頃には、（写真❸）のように、歯がほとんど全部なくなってしまいます。6歳で生えているのは臼歯1本だけです。あとは全部ドロドロに溶けてしまっています。原因は、乳酸菌飲料です（写真❹）。乳酸菌は確かに体にはとてもいいもの。しかし、それ自体が非常にまずい味なので、たくさんの砂糖を入れないと飲めないのが欠点です。日本人でしたら、ぬかづけなどの発酵食でとるべきものでしょうね。もっと悪いことは、それが体に良いと思い込み、飲み続けることです。

さらに、非常に間違いやすいものが、果汁100％のジュースです。これも、かなりの糖分を含んでいるので、常飲し続ければ当然虫歯になります。ところが、果汁だったら大丈夫と勘違いしているお母さん、お父さんはとても多いようです。心当たりはありませんか？　野菜ジュースもあなどるなかれ、果汁がたっぷり入っています。

以上の飲みものを消去していきますと、お勧めできる飲み物は水かお茶になります。今や、コンビニでも自動販売機でも、水もお茶も何種類も売っています。「味のないのにお金払うより、やっぱり味のあるほうがねえ」なんて甘味飲料に手を伸ばしていると、得をしたようで結局、将来損をすることになりかねません。

さらに、こういった砂糖の摂りすぎは、体の骨から溶かしだしたカルシウムと砂糖が結びついて排泄しなければいけなくなって、子供の骨が弱くなったり、大人の骨粗しょう症を招いたりします。

こう考えると、不思議なのは、高校くらいになると校舎の中に自動販売機があるということです。そこで甘味飲料が生徒たちに山ほど売れています。その売上の一部が学生会の費用になる学校もあるそうです。飲めば飲むほど学生会が潤うという、おかしな話ではありませんか。学生たちを不健康にしているというのに……。

ですから、何となく清涼飲料水を買って飲むということを習慣にしないよう、子どもが小さな頃からまわりの大人たちがしっかり教えてあげてください。そ

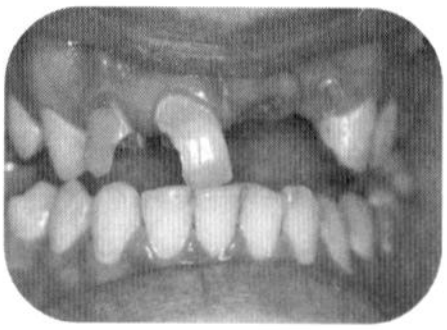
❺痛みもなく歯が欠けた(24歳・男性)

うしないと、大人になって次のようなことになりかねません。

24歳のサラリーマンの場合

「前歯を何とかしてください」。

その24歳の男性は、東京から新潟に転勤して来たエリートサラリーマンでした。その上、かなりの美男子で、私が10歳若ければデートに誘ったかもしれません。しかし、しゃべりはじめると、驚いたことに歯がほとんどないのです(写真❺)。

「本当は僕、すごく歯医者苦手なんです。でもあんまり彼女が言うもんで、仕方なく今日連れて来られたんですよ。先生、僕、大学生のころは虫歯は全部治してきれいだったのに、社会人になったら突然歯が痛みもなくポロポロと欠けてきちゃって、2年間でほとんどなくなってしまったんです。どうしたのでしょう」。

どうしたのでしょうは、私のセリフです。まずは原因を探さなければいけません。

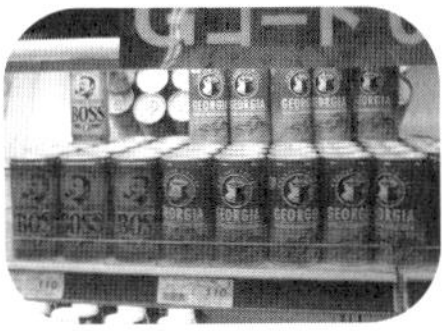

❻缶コーヒーが歯を蝕む

「どう？　社会人になってから突然甘い物を好きになったんじゃない？」

「いいえ、僕は甘い物は嫌いですから」

「コーヒーなんて飲みません？」

「コーヒーはよく飲みます。缶コーヒーを1日に7、8本は飲みますね」

そうなのです。彼は、缶コーヒーの甘さでは虫歯になるとは思わなかったのです。ましてや、体にどんな悪影響を及ぼすかを考えたこともなかったでしょう。よく聞けば、会社の同僚もみんながそれぐらい飲んでいるのだそうです（写真❻）。


サラリーマンで、忙しくて時間のない人は、缶コーヒーを夕食にすることもよくあるとか。確かに、缶コーヒーを数本飲めば血糖値がパーッと上がりますから、空腹も満たされ少しスッキリした気分になります。そうなると、麻薬のようなものです。

彼には、すぐに缶コーヒーを飲むのを止めていただきました。そうでないと、治療より虫歯の進行のほうが速いからです。

このような患者さんは珍しいと思っていたら、その後、次々と甘味飲料による重症虫歯の患者さんがいらっしゃるようになりました。社会人になり、お給料がある程度入ってきてお小遣いが自由になると、好きなように飲んでしまうのです。結果として、お小遣い以上の治療費がかかってしまうということを忘れないでください。

では、次に食べ物が招いた症例をいくつかご紹介しましょう。

中学1年生の女の子の場合

「はぐきを切ってください」。

そのお嬢さんが来院したときの第一声でした。中学1年生だった彼女は、小学4年生の頃から歯肉炎で、当院に来るまでにすでに数回歯肉炎の手術を受けていました。歯肉炎の手術といえば、大の大人でも涙する手術です。何10ヶ所も麻酔の注射をして、腫れた歯肉をメスで切ってしまうのですから、術後の痛みは並大抵ではありません。

実際、彼女も、手術をした後は必ず2日間学校を休んで、突っ伏して泣き続けていたそうです。これが、今の医療の現状なのです。腫れていたら切る、何

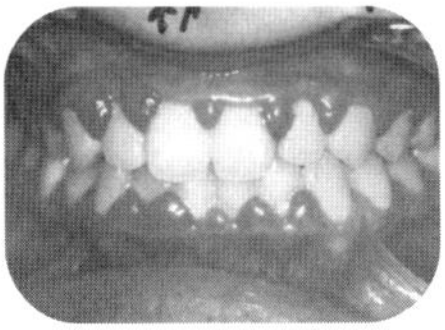

❼腫れあがった歯肉(中学1年生)

も原因は教えてあげないのです。今まで1度も原因を聞いたことが無いというのですから、私が病気だった頃と同じです。

早速、彼女のお口の中を見せていただいて驚きました(写真❼)。前歯の歯肉が腫れあがり出血して、まるでイクラがいっぱいくっついているようです。これでは歯磨きどころか、少しでも硬い物は噛めないでしょう。いったいどうしてこんなことになってしまったのでしょう。

私は、以前から歯肉の病気は歯磨きで治す主義でしたので、彼女に、手術はしないからその代わり毎日の歯磨きをがんばって欲しいと説明しました。歯茎の近くについているプラークを針の先ほど採って、プレパラートに載せ、位相差顕微鏡で生きている細菌を見ていただき、いろんな図を使って原因を説明し、歯磨きが重要であることを話しました。しかし、これほど真っ赤にただれた歯茎に普通の歯ブラシは当てられませんから、最初は柔らかい絵筆を曲げて(現在は優れた歯ブラシが市販されています)、その先でとにかく丁寧に、1時間以上磨くように指導しました。もちろん彼女は大喜びです。何しろあの痛い手術をしないですむのですから、どんなことでもすると約束しました。

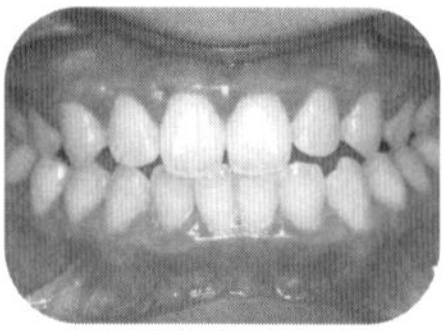

❽曲げた絵筆で磨いて改善傾向に

期待に応えて、彼女は一生懸命磨いたので、腫れた歯肉は見る見る引き締まってきました（写真❽＝初診から3ヶ月）。私は1度も彼女の歯茎に触っておらず、もちろん、内服薬も外用薬も出さずに、です。

しかし6ヶ月、8ヶ月と歯磨きを続けるうちに、ある一定の歯肉の状態から変化が見られなくなってきました。以前に比べたら格段によくなってはいますが、まだまだ不十分な状態です。

そこで、いよいよ食事指導をすることにしました。これほどしっかり歯磨きをしても一部の歯茎がまだ腫れているということは、もうひとつ前の段階に原因があるからです。それは食事です。20年前の当時、まだ初めから食事指導はしていませんでした。

家族の方には内緒で、2週間分の毎日の献立を書いてきてもらうことにしました。内緒にしたのは、お母さんに知られると、張り切って特別メニューになってしまうからです。私の予想では、インスタント食品や甘味食品、出来合いのお惣菜、袋物などが並ぶのではないかと考えていたのですが、意外にも献立はすばらしいものでした。毎日手作りの、心のこもったお料理。野菜も全部自

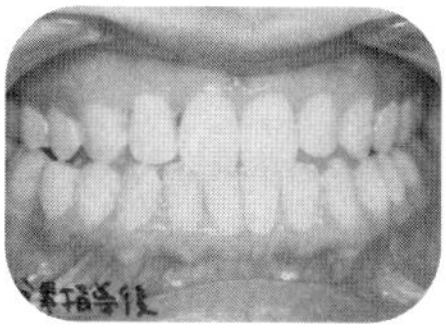

❾完璧な歯肉を取り戻した

家製とのこと。これには私も首を捻りました。非の打ち所がありません。

しかし、献立をにらみつつ、もっとよく考察してみました。すると、あることがわかったのです。彼女は食べるときによく噛んでいないのです。つまり、噛める食事の献立が極端に少ないのです。ちらし寿司にシチュー、カレー、ぎょうざ、お赤飯にお刺身……。毎日がパーティーのようなご馳走なのですが、季節の野菜の漬け物や生野菜がまったく食卓に上がってこないのです。その上、麺類の好きな家族で、3日とあけずに麺類が登場します。

そうなのです、子どもが大好きな献立で、噛まなくても飲みこめる食事ばかりだったのです。とてもしっかりしたお母さんですから、甘い物は避けて、虫歯は1本も作りませんでしたし、手作りのお料理のみで頑張っていたのですが、噛ませなかったという落とし穴があったのです。

原因がわかってからの指導は簡単でした。お母さんに病院に来ていただき、和食中心の噛める食事について説明をして、簡単な浅漬けや和え物の献立を紹介しました。

その後、すぐに彼女の歯肉は完璧な状態へと変わっていきました（写真❾、

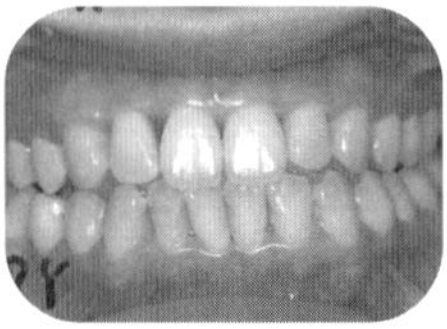

⓫7年後

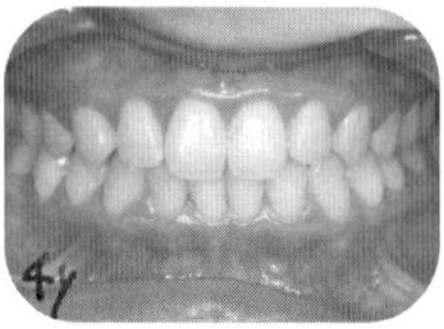

❿4年後

❿＝4年後、⓫＝7年後）。中学生だった彼女は社会人になり、30歳になっても定期的に検診に来てくれていますが、今ではすっかり美人で健康的なお嬢さんです。もしも初めて来院したとき、歯肉の手術をするだけで原因を取り除かなかったら、今ごろきっと前歯はみんな入れ歯になっていたことでしょう。

このケースは特別なようですが、皆さんもちょっと考えてみてください。子どもにたくさん食べてもらいたくて、軟らかいものや洋食ばかり食卓に並べていませんか？

パンを常食してはイケナイ

「先生、また腫れてしまいました」（写真⓬）。

その40歳の女性は、私の診療室に通い始めてかれこれ14年になります。以前から歯周病が進んでいて、年に4～5回歯肉が腫れては当院に飛び込んできて、ブラッシング指導を受けていました。しかし、腫れがひいてしまうとすぐに通院しなくなります。

そこで昨年、ついに脅し作戦を実践することにしました。美人でおしゃれな

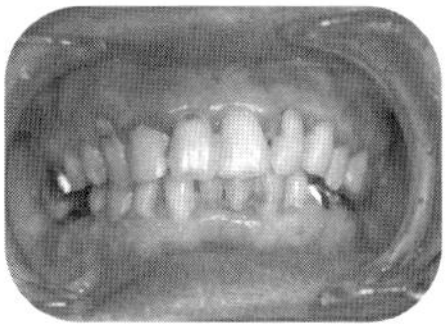

⑫頻繁に腫れる歯肉(40歳・女性)

彼女に、このままでは近い将来前歯が何本も抜けてしまい、非常に見た目が悪くなることを強調したのです。そして、この歯を残すためにはしっかりと通院することと歯磨きをすること、そして食生活を見直さなければいけないことを懇々と説明しました。

さすがにこれには彼女も参ったようです。その後は、予約通りにしっかりと通院して下さるようになりました。さらに、幕内秀夫先生の『虫歯・歯周病予防の食生活』を読んでいただいて、ご自分の食生活についての考察をしていただいたのです。

以前から、この方はブラッシングだけの問題ではないなと思っていましたが、聞くと、とてもパンが好きで、毎日お昼ご飯はパンとのこと。甘い菓子パンが特に好きらしいのです。早速、3度の食事にご飯を食べていただくことと、和食の大切さ、噛むことの大切さを説明してから、帰っていただきました。

その後、彼女の口腔内がめきめき変わったのは当然です。歯肉は引き締まり、ほとんど腫れることもなくなりました(写真⑬、⑭)。もっとすばらしい変化は、彼女が積極的に治療しようという意欲を持つようになったことです。来院

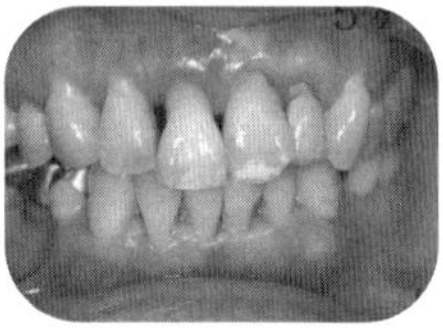

⓭パン食を止めて5ヶ月目の状態

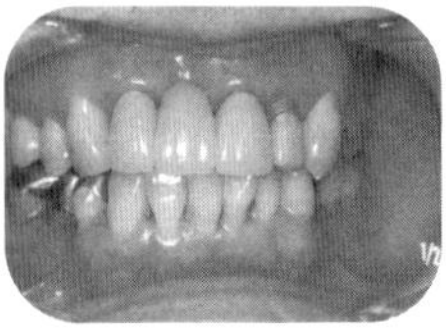

⓮歯肉は引き締まり理想的な状態に

のたびに食事について質問をしたり、ブラッシングについて指導を受けたりと真剣そのもの。彼女の歯は、もう抜けることはないでしょう。

この方に似た例をもう一つあげておきましょう。ある50代の女性から、5、6年ぶりに電話がありました。昔から歯磨きや治療には熱心で、口の中はきれいな状態の方でしたが、久しぶりの電話で「先生、歯磨きしたら血が止まらなくなっちゃったけど、どうしよう」と言うのです。

すぐに来院していただき、彼女の口の中を拝見すると、確かに腫れて真っ赤です。「すごく上手な歯磨きをしていたのに、どうしたの？　何を食べたのよ」と聞きました。

こういう方は、缶コーヒーを1日に7本、8本も飲んだりしません。主婦の感覚では、1日に１０００円も飲み物にお金を使えませんから、お昼のテレビ番組などで得た知識で、偏ったものを食べ続けることが多いようです。

この方もそうでした。きっかけは、2年前に町の健診で、コレステロールと中性脂肪の値が高いから今すぐやせなさいと診断されたことでした。お友達に相談したら、「ご飯を止めてパン食にすればやせる」と言われたそうです。それを鵜呑みにして、この2年間、1粒もご飯を食べないでがんばったそうです。毎日、3度3度すべてパン。おかずは、ジャムやヨーグルト、ドレッシングのかかったサラダ、その上お砂糖が入ったコーヒーを飲むというメニューです。その結果、2年後に歯茎からの血が止まらなくなってしまったのです。ちなみに、「それで体重減ったの?」と聞いたら、「先生聞いて〜。それが太ったのよ」。

こういう場合はブラッシング指導なんてしません。

「わかりました。今日から食事をすべて和食にしてください。主食はご飯だけ、パンは絶対食べないように」。

すると、1週間後に電話があって、「先生! 血が止まって歯茎がキレーイになったから、予約を取ったけどもう行かなくていい?」ですって。それからは1度も当院にはいらしていません。

他にも、パンによる被害例は多く、あげたら切りがありません。

定年退職をしてしばらくしたら、歯がガタガタになった男性がいます。この方は、それまでは3食ご飯だったのに、定年後、朝ご飯をパン食にしただけで1年半でみるみる虫歯になり、とうとう歯が1本折れてしまったのです（写真

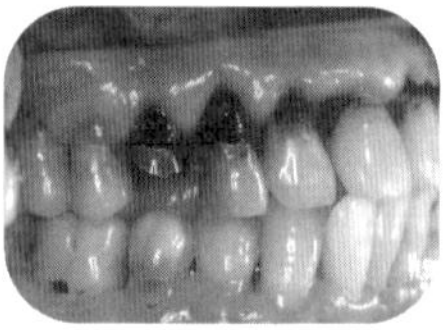

⑮朝食をパン食にしたら歯が抜けた

⑮)。独り暮らしにも多い例で、「朝は簡単だから、パンとコーヒー牛乳」などというスタイルの方は、非常に危険な状態です。

これらの例でもわかるように、大人でも、パン食やコーヒーが歯や歯肉ひいては体の健康に悪影響を与えるということを、まったく知らずにいるケースが多いのです。確かにご本人にも責任はありますが、私を含めた歯科医師があまりにも「食」について知らな過ぎたのも原因だという見方もできます。

いえ、もっと正直に言えば、対症療法にばかり走り、本来の医療の根本であるべき、原因の除去と再発の予防を怠っていたのです。

もちろん、病気の原因はすべて食事にあるわけではありません。しかし、食生活を正すことが病気の治癒に大きく影響するということは、経験上はっきり言えます。そしてそれは必ずほかの病気の予防にもなるはずです。

患者さんには、こういうことを毎回しつこいほどに言っていますが、伝わらない場合もあります。

たとえば、開業当初からいらしてる患者さんがいます。この方は、何度言っても食が改められない人でした。肉が大好き、お菓子が大好きでしかも早食い。

歯茎が腫れて噴火口のようにあちこちから膿が出ていて口臭はかなりのもの。歯は常に動いてグラグラ。この状態を見るたびに、「今は歯や歯茎の症状だからいいですよ。でも、この危険信号に反省せず、このままの食生活を続けて、もっとほかの取り返しのつかない病気になったら大変なんですから」と忠告していたのですが、それでもそのままの食生活を続けていたのです。

数年後、その方は42歳で脳梗塞で倒れてしまいました。お子さんはまだ小学生、帰らぬ人になりそうだったところを、かろうじて手術で一命を取り留めたとのことです。

このように、お口の中というのは、その方の体の危機も見えてきます。全身が元気で健康な場合はお口の中もいい状態ですし、逆の場合も同様です。ですから、口の中はボロボロだけど体はピンピンという方はいらっしゃいません。逆に、口の中はピッカピカだけど体はボロボロという方もいません。

歯は、口の中は、体の中をすべて映してくれているのです。

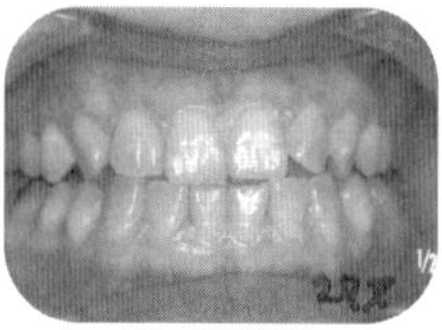

⑯健康な歯は美人の条件（20代・女性）

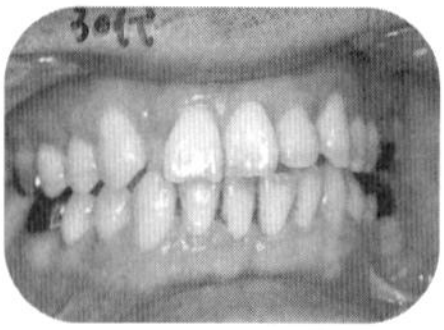

⑰定期健診で虫歯ゼロ（30代・男性）

健康な口の中とは

写真は20代から80代までの健康な方たちの口の中を並べてみました。どの方も特別な健康法や食生活、サプリメントなどの服用もしていません。

20代（写真⑯）小学生のころから通っている女性です。とてもきれいな口腔内ですが、1年に2回以上きちんと定期健診にいらっしゃいます。歯を見てもわかるようにとても美人です。健康な歯は美人には欠かせません。

30代（写真⑰）この男性はすでに40代になっていますが、この16年間必ず年に4回ほどの定期健診を欠かさずに通っており、虫歯には一度もなっていません。もちろん歯周病も……。

40代（写真⑱）この男性は下の前歯を1本だけぶつけて治した以外、後は全部ご自分の健康な歯です。先端がすり減って平らになるほどよく噛んでいることがわかります。

50代（写真⑲）この方は見事に1本の虫歯もありません。

60代（写真⑳）私の大好きな校長先生です。15年来、通っていただいていま

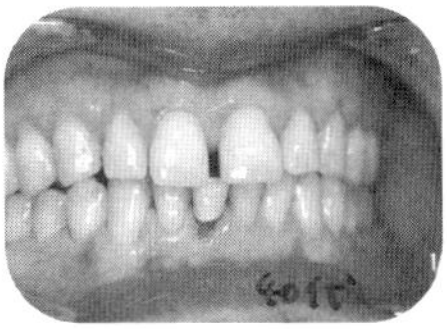

⑱よく噛む人の歯（40代・男性）

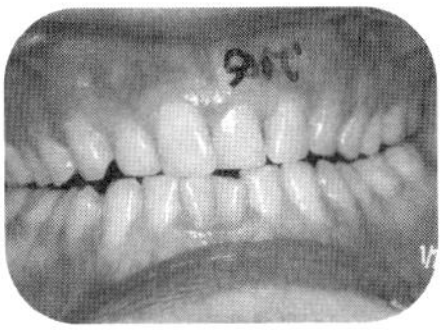

⑲お見事！　虫歯ゼロ（50代・男性）

すが、歯磨きも余り上手ではなく、時々虫歯もできますが、何しろ、噛む食事が大好きで、とても良い歯茎をお持ちです。小学校の子供たちにも、私と一緒に、食の大切さを伝えてくださっている先生です。

70代（写真㉑）この年になるまで歯医者に来たことがなかったという男性です。奥歯が2本虫歯でしたがそれを治しただけで、健康な口に戻りました。歯磨きなんてろくろくしたこともない方でしたが、やはりとてもよく噛んでいるのがわかるほど、歯の先端がすり減っています。

今まで20年間で出会った方たちで、健康な口腔の持ち主には、必ず食生活の好みについて伺うようにしてきました。その方たちの答えは一様に同じでした。「和食」です。それもほとんどの方が魚を好んで食べています。ご飯に味噌汁に野菜に魚。どの方に聞いても答えはほぼ同じ。そして、際立っていたのは、魚の骨まで、良く噛んで食べているのです。つまり、皆さんとてもたくさんの唾液を出して、食事をされているのです。

それ自体がすでに、最高のブラッシングなのです。わざわざ歯ブラシなど使わなくても毎日の食事がブラッシングになっていたのです。

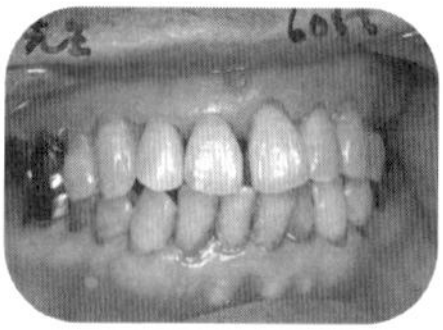

⑳とても良い歯茎の例(60代・男性)

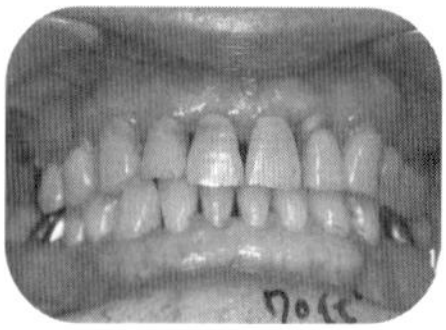

㉑噛んで磨り減った歯(70代・男性)

90歳のおじいさんを診させていただく機会がありました。生まれてこの方、一度も歯医者にかかったことがなく、お孫さんが心配して、連れてきてくれたのです。「おじいちゃん、歯磨きなんてろくにしないし、虫歯がないわけありませんから、痛くなる前に治してあげてください」とのこと。ところがお口の中を見せていただいてびっくりしました。虫歯どころか、歯周病もまったくなくて、32本すべての歯が健在。おどろくほど、きれいなお口の中でした。思わず、いつもの癖で、「何がお好きですか?」と聞くと、「何でも食べますね。好き嫌いはないですなあ。強いて言うなら、魚の骨も皮も何でも噛んで食べるのがわしの食べ方ですなあ。たとえ、鯛の尾頭付きでも、全部残さずに食べるなあ」と……。

その後、2年ほどして、亡くなったのですが、前の日まで畑で働いて、静かに眠るように亡くなったとのこと。

そのときにわかったのです。私の目標は長生きすることじゃあないということ。「元気で死ぬということ」なんだなあと……。

最後まで元気で働き、元気で死ねたら、こんなに幸せなことはありません。

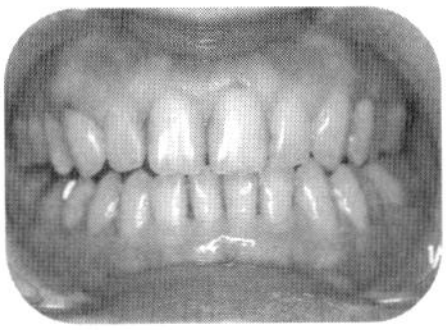

㉒筆者の口の中。自慢できる歯茎

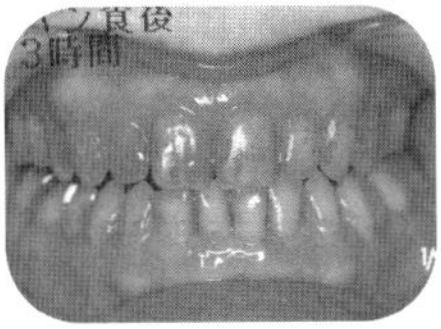

㉓パン食の3時間後。バイ菌が染まる

そのためには、健康な歯で、和食を良く噛んで食べること。

1万人以上の患者さんから学んだことは、このことです。歯の健康、そして全身の健康は食で決まるのです。

大切なのは噛むこと

実際にはどんなものを食べればいいのかということで、私自身が実験をしてみました。上の写真は私の口の中です。実は、昔甘い物が大好きだったということは前に述べましたが、奥歯のほうは結構虫歯があってあまりきれいではありません。でも、歯茎は立派なものです。私より咬合力の強い方はあまり見たことがないくらい（写真㉒）。

パンを食べて、3時間磨かずに我慢しました。すると、もうここまでバイ菌がワーーッと繁殖しています（写真㉓）。

次はラーメンを食べてみました。つるつるっと食べているのに、こんなに繁殖してしまいます。バイ菌が歯にくっついている感じです（写真㉔）。

ところが、玄米と味噌汁の場合は、ほとんどバイ菌がつきません（写真㉕）。

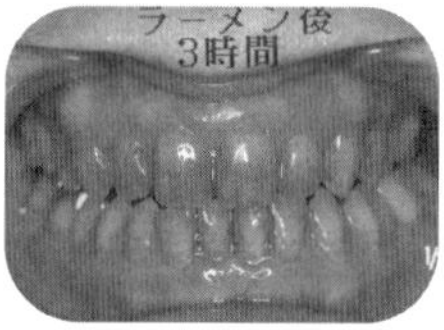

㉔ラーメン食の3時間後

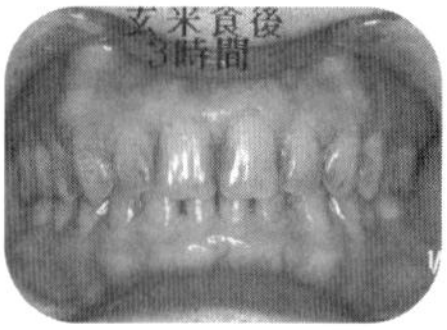

㉕玄米食の3時間後

和食だけにすると歯だけでなく様々な面でいいので、とにかくご飯を食べていれば間違いありません。

私だけではサンプルが足りないかもしれないので、お猿さんでも実験してみました（日本歯科大学新潟歯学部歯周病科による）。栄養バランスを考えたすべての食べ物、たとえばりんごや人参をミキサーにかけて、1日3度の食事すべてに与えて3ヶ月経つと、ベッタリと汚れがついて歯茎もボコボコになり、出血しています。1年半経つと、歯石など、とんでもないことになりました（写真㉖）。かわいそうなお猿さん。

こんなものを食べている人はいないとお思いでしょうが、実は今の若い人は、そっくりなものを食べています。手軽なバランス栄養食と呼ばれているゼリー状のものや、固形のものとか、そういうものを食事代わりにしている方が山ほどいます。牛乳をかけたシリアルも同じ結果を招きます。

一方、形のあるものを食べさせ続けたもう1匹のお猿さん。りんごならりんごのまま、人参なら人参を噛んできちんと食べました。内容と量は、先の1匹とまったく同じです。

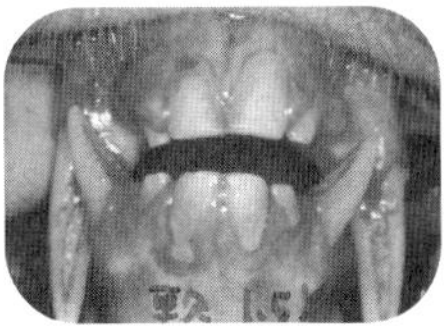
㉖“液体”を飲み続けたサルの口内

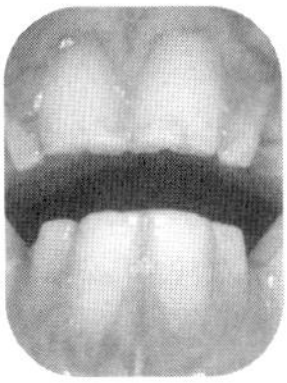
㉗“固体”を噛んで食べ続けたサルの口内

その猿の歯は1年半経ってもほとんど汚れていません（写真㉗）。ブラッシングの必要もなく、何の問題も生じないのです。

ちなみに、私が普段作って食べているものをご紹介します。分搗き米に雑穀が入ったもの、実だくさんの味噌汁、葱ミソや大根葉のふりかけ、浸し豆や揉み漬け。ひと昔前の日本ならどの家庭でも当たり前だった献立ですが、現代の若いお母さん方はまったく作れない方も多いようです。

私は、そういう状態はまずいと考えて、歯科医なのになぜか料理教室もやっているのですが、そこでお教えすると「うちの子、初めて漬け物を食べました」なんておっしゃるお母さんも少なくありません（写真㉘）。

正しい歯磨きはやっぱり大切

これまで食生活の大切さをご説明してきましたが、やはり毎日の歯磨きも欠かせません。

私が開業している地域の住民の方々にはかれこれ16年も講演しているので、住民は私の話を何度も聞かされています。

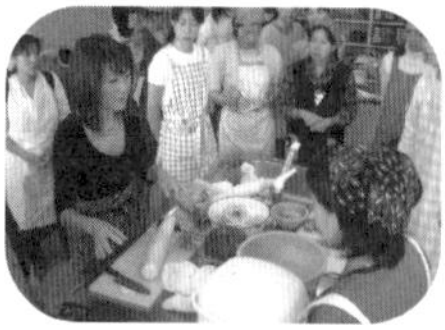
㉘学校で料理指導をしている様子

ですから、子ども達も歯磨きの大切さはイヤというほどわかっているはずなのですが、それでも、きれいに磨けている子は多くありません。そういう子には、染め出し液で、口の中のバイ菌を染色して汚れているところを見せることにしています。

それから、お母さんを呼びます。「見てください、この口の中！」と言うとお母さんは恥ずかしいものですから、お子さんに「だから言ったでしょ××!!毎日磨きなさいって言っているのに磨かないから、先生に叱られて。お母さん恥ずかしい！」と、お子さんに責任を押し付けるのが常です。

ところが、そういうお母さんにも染め出し液を試していただくと、必ずといっていいほどよく磨けていないのです。

「お母さん、見てください。お子さんのこと言えないですよねえ」

ご自分がそんな状態で、子どもに歯を磨けと言うのは無理な話です。まずは、家族できちんと磨くこと。歯と体の健康は、やはりそれが基本です。

このような考えで、多くの学校で指導や講演をしておりますが、しばらく学

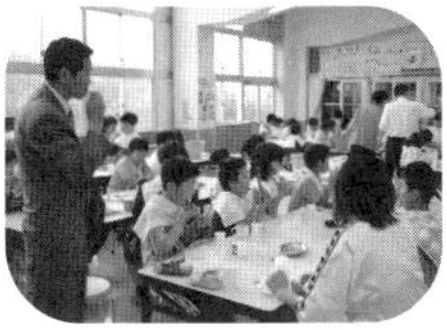

㉙地元の小学校でブラッシング指導

校歯科医をした地元の内郷小学校などは、毎年2回、当院のスタッフが全員うかがって全校生徒のブラッシング指導を行っていました(写真㉙)。熱心な校長先生と養護教員のおかげで、歯肉炎予防の優良校に選ばれました。さらに、給食を一緒に食べて、食べるということがどんなに大事かということを教えているのです。歯と体の健康は、とにかく予防! ということです。

健康への近道は?

どんなに良いことをしても三日坊主では予防になりません。甘い清涼飲料水を止めて、なるべく噛む食事にしても、毎日続けてこそ意味があるものです。

私の場合は、余りにも病気が酷かったものですから、一度くじけても何とか続けることができましたが、それは、痛い手術から逃れたい、両手一杯の薬を飲みたくないという理由からでした。ですから、大人になってからでも玄米食と野菜中心の食習慣になったのだと思います。

先ほど、歯がボロボロになったり、歯肉が腫れてしまった事例をあげましたが、あの患者さんたちも私と同じく、他に手の施しようがないから食習慣を変えられました。大人になると、あのような状態にならないと普段食べているものを変えようとしません。

どなたも経験があると思いますが、何かの雑誌の特集を読み、○○ダイエットや△△健康法を試しても1ヶ月と続かなかったのではないでしょうか。○○や△△には、ただひとつの食品に偏る傾向があり、目新しさだけを狙ったものが多いので手を出さないほうが身のためですが、良くも悪くもある程度続けないと効果は見えないものです。

また、健康のために無農薬や無添加の食品を買い求める方もいるでしょう。結構なことだと思いますが、割高ですし、近くのスーパーでは品揃えが少ないので遠くの専門店に買いに行かなければならないとなると、経済的にも時間的にも負担が大きくなります。

健康のためにストレスを溜めては元も子もありません。農薬を使用したものはよく洗って使うことを心掛けるほうが案外、健康への近道かも知れません。

もし無農薬・無添加を気にするなら、毎日食べているパンに使用される小麦のポストハーベストをまっ先に気にしてください（パンの中の農薬は洗い流せません!)。

お米にも農薬が使われているものがありますが、収穫後に振りかけられるポストハーベストに比べれば、雨風に洗われているので人体への影響は圧倒的に少ないのです。その上、産地や収穫年度まではっきりしているのですから素晴らしい食品です。

私の多くの病気の体験、そして多くの食事療法を実践して、ありとあらゆる経験から、健康への本当の近道は、人間の体に合った穀類、日本人ならお米を食べることだと考えています。もともと主食ですから、無理なく毎日食べられます。自然とおかずもご飯に合うものに変わりますから、ゆっくりですが一歩ずつ確実に健康に近づくはずです。

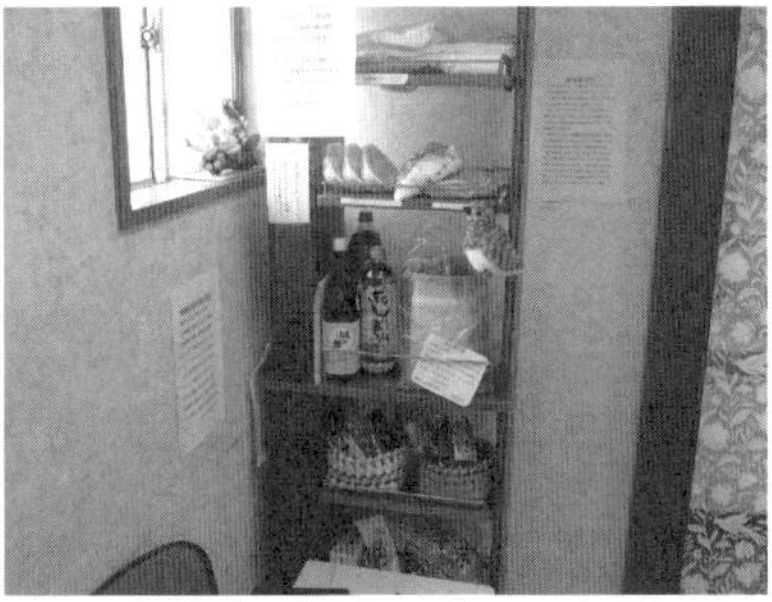

ひまわり歯科医院の待合室には体にいい食べ物が並ぶ

第3章

歯から考える、健康10ヶ条

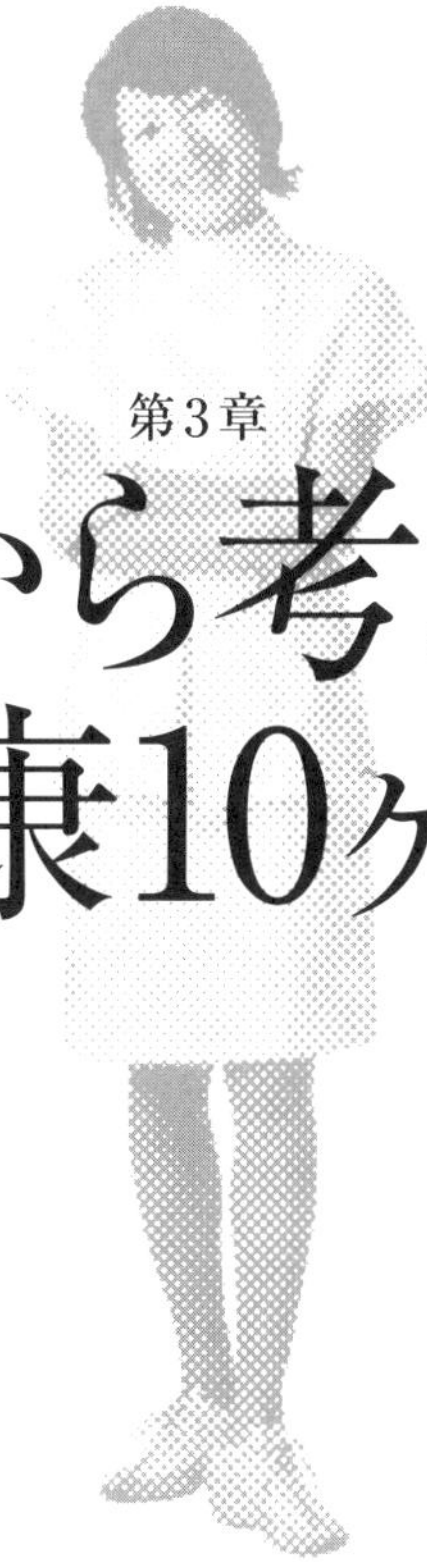

もっとも簡単な
健康への近道は、
ご飯中心の
食事に変えること。

なぜ、歯医者がご飯食を勧めるの?

ひまわり歯科医院には、さまざまな患者さんが、日本中から来院されます。もちろん主訴は虫歯や歯周病です。皆さんがご想像される歯医者での治療といえば、削って・詰めて・ブラッシングして……ではないでしょうか。しかし、ひまわり歯科はちょっと違います。

当歯科医院には、重症の患者さんが多く来院されます。2年間ですべての健康な歯が虫歯になってしまった人、小学生の頃から歯茎が腫れていて何度も手術を受けてきた中学生、3ヶ月間ですべての乳歯が虫歯になってしまったお子さん、歯周病ですべての歯を抜歯して総入れ歯にするように勧められ落ち込んで来院された30代の女性、ブラッシングをすると出血が止まらない人、……などなどです。

そんな患者さんがいらしたら、私がすることは、「なぜ、こんなになってしまったか」、その原因を調べることです。

診療に際して詳しくお話を伺うと、歯科の病気の原因のほとんどは食生活・

食習慣の乱れからきています。しかし、すべての患者さんに完璧な食生活の改善を望むのは無理というもの。

では、誰にも納得できて、できるだけ実行可能な手軽な食生活の改善とはなにか、それは和食が中心のご飯食にしていただくことなのです。

長年にわたって多くの方にお勧めしてきた経験からも、最も効果的に健康に近づく方法は、ご飯食であるということがはっきりとわかってきました。

歯科で、食生活を改善していただくポイントとしては、次の2点がとても大切です。

1・良く噛める食事であること……噛むことにより、歯肉や歯の表面をマッサージするとともに、だ液をたくさん出して、その中に含まれる酵素で消化吸収を助け、有害な物質を消毒する作用で歯肉の炎症を治癒させる効果もあります。

2・白砂糖などの甘味類を極力避けること……ご存じのように、砂糖は虫歯の原因になるばかりか、歯周病の原因にもなりますので、極力控えていただきたいものです。飲み物に含まれる砂糖や果物の甘味も同じです。

良く噛める食事なら、ご飯を中心とした和食が最高です。ご飯は、加工食品ではありませんから、粉食（パンや麺）と違い、よく噛むことができます。

また副食として、季節の野菜や魚、そして日本の最も誇るべき醗酵食である味噌や醤油、ぬか漬けなどの漬物、納豆などがよく合うので、歯科から見ても、医科から見ても、最高にバランスの取れた歯や体に良い食事といえるわけです。

それに比べ、パン食は粉食なので、歯を汚しやすいだけでなく、材料の中に白砂糖が入り、パン自体の含水率が少ないためにバターやジャムをつけてのど越しをよくして食べなければいけません。

副食もサラダやハムエッグなどの油を多く使った料理が多くなります。そこにジュースや砂糖入りのコーヒーなどを飲んだら、ケーキを食べているようなものですから、歯にも全身にも良いわけがありません。

以上のような理由から、歯の治療の前に食事チェックをして、食事指導の際には、とにかくご飯をたくさん食べて、良く噛んでいただくことが、ポイントとなるわけです。

パンこそ、ご飯食の敵

日本人のどれくらいの方たちが『ご飯もパンもでんぷん質だから、主食としては、どちらも同じもの』と考えていることでしょうか。私の知る限り、6割くらいの日本人が朝食にパンを食べています。

確かに、栄養学的には同じでんぷん質ですが、お米は国産の粒食であるのに対し、パンは輸入物の粉食、その内容は全然違います。

そもそも日本人がパンを常食するようになったのは、第二次世界大戦の敗北がきっかけです。その当時、アメリカは農業の規模の拡大により、小麦の生産が伸びて、余剰小麦に頭を悩ませていました。

港のタンカーを貯蔵庫にしなければならないほどの余剰小麦を、敗戦国である日本人に食べさせることができれば、消費は一挙に拡大するだろうということで、お米中心の和食を続けてきた日本人に、「米など食べてるから、戦争に負けた」とか「米を食べると頭が悪くなる」などと言って、日本のパンの消費を増やし続けたのです。

その最たる例が、学校給食です。当時のコッペパンと脱脂粉乳は、完全にアメリカの余剰物資のはけ口でした。私も9年間、アメリカの残り物の、最低の品質のひどいポストハーベスト（収穫後の保存のために農薬を使用する）の小麦粉でできたコッペパンと、家畜用に作られたような脱脂粉乳を飲み続けて、およそ健康とはかけ離れた体質になってしまいました。

一方でアメリカでは、10年以上も前に、国民の深刻な肥満や生活習慣病の対策のためにはどんな食生活が適しているのかということを、上院議会でマクガバン氏の委員会が莫大な費用をかけて調べ、その結果、世界中で最も健康的な食事が、ご飯を中心にした和食であることを証明しました。ですから、欧米の方たちは和食好きが多いのです。

先日、ある病院の院長が話していらっしゃいました。「外国に行くと、よく医師たちに言われるんですよね、『どうして日本人は、あんなに素晴らしい和食を食べないで外国の食事ばかりを食べたがるのですか？』と」

先日公開されたアメリカ映画『イン・ハー・シューズ』のワンシーンでも、弁護士のカップルが、お寿司屋さんで食事をする場面が出てきました。ハリウッドの俳優さんや、有名なミュージシャンたちは、自宅に日本食のシェフを雇っている方が多いことも、納得できます。

そうなんです。日本人なら、もっと誇りを持って和食（ご飯食）を食べるべきなのです。それなのに毎日、朝食はフランス、昼食はイタリア、夕食は中国や韓国に行っていらっしゃいませんか？　世界中、どこを探しても、こんなに短期間に、自国の食事を忘れ、他国の食事に変わってしまった先進国は日本以外にはありません。

お米を生産する農家の方も、お米屋さんも、もっともっと自信を持っていただきたいのです。世界で最も注目される、和食なのですから。

1日1回のパン食で歯はダメになる

患者のAさんは、昼食に菓子パンと甘いヨーグルトを食べるのが大好きな方です。一生懸命ブラッシングをするのですが、甘い昼食を食べているとどうしても歯周病で歯茎が腫れてしまいます。

でも、頑張ってご飯食に戻すと、腫れは治ります。結局その繰り返しで、前歯を抜くことになり、ブリッジが入りました。もったいないことでした。
患者のBさんは、会社員だった頃、ずいぶん昔に一度、歯医者で治療をして以来、毎年の健診で30年以上「虫歯なし」を自慢にしていた方です。ところが、定年になり、ついに奥様もお弁当作りから解放されて、その代わりに朝食を手抜きするためにパン食に変えてから、1年半でほとんどすべての歯を虫歯にしてしまいました。

本人も、甘いお菓子をたくさん食べたわけでもないのに、どうして急に虫歯になったのかわからず、とても不安そうでした。治療はまず、朝食のパンを、ご飯に変えていただくこと。同時に虫歯も治し、その後6年間、一度も虫歯を作ったことはありません。もちろん歯周病も全くありません。

なぜ、パン食がそこまで歯を悪くするのでしょう

すでにお話ししたように、パンには生地自体に砂糖が入っています。その上、パンはご飯に比べて含水率の少ない食品ですから（ご飯は50％水分を含んでいますが、パンは30％）、パサパサしてそのままでは飲み込みにくいため、バターやマーガリンを塗り、一緒にジュースやコーヒーを飲みます。これでは、ま

るでケーキを食べるのと一緒です。

おかずだって、菜のおひたしや漬物では合いません。ハムエッグ、ドレッシングやマヨネーズを使ったサラダの方が合います。こうして結局、砂糖や油脂の摂り過ぎにつながり、肥満や生活習慣病の原因ともなり、糖尿病や低血糖症になる危険性も高くなります。

さらに、小麦を粉にして加工したパンは、粒食であるご飯に比べ、虫歯の原因となるプラーク（歯垢：食べかすを餌に歯の表面に付着する細菌のかたまり）の繁殖を助長しやすいのですが、砂糖が多いだけ、口腔内にとって不利な細菌が増えてしまいます。

おまけに、パン食は、歯ごたえのないものが多いので、噛む回数がご飯食に比べて極端に減ります。その結果、だ液の分泌が少なくなり、消化吸収を悪くするだけでなく、歯の表面に食べかすを残しやすく、結局はプラークがいっぱい付着することになります。

噛む回数が減れば、歯や歯周組織に対しての刺激も減り、歯周病の原因にもなります。パン食は歯を悪くするだけではないのです。

新潟中越地震の避難所にも、毎日炊き出しのおにぎりと菓子パンがたくさん届きました。いろんな味のパンに人気があったのは最初の2〜3日。その後は何も中身の入らない、塩おにぎりが一番人気だったとのこと（当医院のスタッフの体験談から）。体にも、歯にも、心にも、温かい炊きたてのおにぎりが一番だったのです。

だ液の驚くべき効果

皆さん、だ液はいったい何からできているかご存じですか？ どれくらい分泌されるか知っていますか？ だ液にどんな効果があるかご存じですか？

昔から小さな子どもに「良く噛んで食べなさい」という言葉を繰り返し言い含めるのはなぜでしょうか？ ヨーロッパにも古くからの言い伝えとして「旅に出たら、ミルクを良く噛んで飲みなさい」という格言があるのは、なぜでしょうか？

だ液は皆さんの全身を流れる血液でできています。お口の周囲にはいくつかのだ液腺があり、そこに集まった血液がだ液腺でろ過されて、口腔内に分泌されるのです。おいしいものやすっぱい食べ物を見ると頬が痛くなるのは、だ液腺に血液が集まるからです。

だ液の成分には、消化吸収を助けたり、細菌を殺したり、傷の治癒を助けてくれたりする酵素がたくさん含まれています。最も驚くべき働きは、発がん性物質をだ液に30秒間浸しておくだけで、無毒化してしまうこと。これは医学的に有名な事実です。

最近の研究では、だ液と食べ物を良く混ぜ合わせて食べると血糖値の上昇を遅らせるとともに、インシュリンと同じ働きをする酵素も含まれているために、糖尿病の予防や治療に非常に有効であることがわかってきました。つまり、良く噛むことはダイエットにもつながるわけです。

1日に分泌されるだ液の量は大体、1・5～1・8リットル。なんと、一升瓶に1本も出るのです。「良く噛んで食べなさい」というのは、良く噛んでだ液をたくさん出して、食べ物と混ぜ合わせ、外から入ってきた有害物質を無毒化し、体に有効な栄養分をより安全に取り込むための、素晴らしい方法だったわけです。

ですが、残念ながら、最近では良く噛んで食べる習慣が薄れてきて、中には「飲むだけの朝食」などとうたった商品がいっぱい出回り、1日に600ミリリットルしかだ液を出せない人が増えています。

約3分の1のだ液では、酵素の働きが極端に減って、消化器官やその他全身に、非常に負担をかけてしまうでしょう。手軽な飲むだけの食事や野菜ジュースで完全な食事をしていると勘違いしている方が多いのには、本当に憂いを感じます。いえ、危機感さえあります。

以上のように、だ液が健康のために非常に有効であることはお分かりいただけたと思います。ではだ液をたくさん出す食事とはどんなものでしょうか。それは、ご飯を中心にした日本古来の和食が最も効果的です。心の中で「良く噛まなくちゃ」と思っても、噛めるものではありません。無意識に噛んでしまい、なおかつ噛めば噛むほどおいしい食事。それこそがご飯食なのです。

歯から考える、健康10ヶ条

これまでにいろんな面から、ご飯を中心とした和食が優れている点をお話ししてきましたが、そろそろまとめにしてみましょう。当ひまわり歯科医院では、次のような食事10ヶ条を作って患者さんはじめ講演会場などへおいで下さった方々にお配りしています。

1 ご飯をしっかりと食べる
2 飲み物はノンカロリーのものを
3 食間を開ける
4 砂糖の入ったものは極力控える
5 味噌汁・漬物を毎日食べよう
6 果物はほどほどに
7 油・動物性食品のとりすぎに注意
8 調味料は良質のものを
9 副食は季節のものを彩りよく
10 歯ごたえあるものをよく噛んで

1　ご飯をしっかりと食べる

パンは主食にふさわしくありません。日本人が長い歴史の中で食べ続けてきた主食は、お米を中心とした穀物です。できれば、未精製のもので、雑穀などを含むものだともっと理想的ですね。せめて、自宅での食事はご飯食にしましょう。

2　飲み物はノンカロリーのものを

健康飲料といわれる飲み物が氾濫しています。ジュースやコーラは体に悪いと知っている方は多いのですが、スポーツ飲料や乳酸菌飲料、野菜ジュースに果汁、お茶と変わらないと勘違いして飲み続ける砂糖入りのコーヒーや紅茶。これによってひどく体調を崩しているのに、全くそうとは知らずに飲み続けている方が大半です。

カロリーオフでも、体に合わない甘味料を多く含む飲料もあります。とにかく、飲み物はカロリーのないもの、味のない、水やお茶を選びましょう。

3　食間を開ける

口も胃も腸も、すべての消化器官は、休む必要があります。噛むことが体にいいとはいえ、食事と食事の間はしっかりと開けましょう。食べ物を入れると、口の中のphが下がって酸性となり、虫歯になりやすい状態になります。

正常なphに戻るには30分以上かかります。飴やガムをいつも口に入れているのは非常に危険です。

4　砂糖の入ったものは極力控える

砂糖が危険であることは、再三再四ご説明してきました。最近、砂糖は脳の活性化に有効だから、ある程度食べたほうが良いという情報が多いですが、今現在の日本人の食べている食事には、十二分に砂糖が含まれていますので、わざわざ摂る必要はないと考えてください。

5　味噌汁・漬物を毎日食べよう

味噌汁・漬物を毎日食べると言うことは、つまりは伝統的な醗酵食品を毎日食べましょうと言うことです。皆さんが醗酵食として、真っ先に浮かぶのは、ヨーグルトでしょう。

しかし、あれはもともと、北欧の人たちが昔から食べてきたもので、決して日本の伝統食ではありません。むしろ、乳製品の摂り過ぎが日本人の白内障の原因になっているという、亡き島田彰夫教授（神戸山手大学栄養学教授）の説は有名です。

ヨーグルトは、関取の琴欧洲に食べてもらいましょう（笑）。日本古来の伝統食とは、味噌、ぬか漬け、納豆などです。乳酸菌をたくさん含んでいる上に、ご飯との相性が抜群です。毎日、繰り返し食べていただいて、一向に構いません。素晴らしい整腸作用を持っています。

ぬか漬けなんて、面倒だし臭いとお考えでしたら、是非とも、市販のぬか漬けパックをお勧めします。しばらく使ったら、ぬか床を交換するだけで、簡単です。

6　果物はほどほどに

果物は体に良い食品だと信じて疑わない女性が、この世に、どれくらい多くいることでしょう。お菓子のショ糖は単糖類、果物の果糖は二糖類（化学式が少し違いますが）。果物の摂り過ぎは砂糖の摂り過ぎと同じ結果になってしまいます。しかも、果糖は脂肪として蓄積されやすい糖分なのです。ビタミンや繊維質は、他の野菜や穀物で充分に摂れます。

しかし、果物は大好きで止められないと言う方、選ぶときは季節のものと、地元で採れたものにしてください。間違っても、南国の柑橘類などを、毎日食べたりしないでください。柑橘類の好きな方、ものすごく、虫歯や口内炎になりやすいです。目安としては、夏ならスイカを一切れ、冬ならりんごを4分の1個ていどが妥当です。

7　油・動物性食品のとりすぎに注意

油や動物性食品は極力避けましょう。皆さんの台所のレンジフードにこびりついた油汚れが、そこの家族の血管の中の汚れと同じだと言われています。レンジフードは洗剤でふき取れても、私たちの血管にこびりついた油汚れは、簡単に掃除できませんので、汚さないようにするのが一番です。

高血圧症はこの汚れて流れの悪くなった血管に、心臓が一生懸命圧力をかけて、何とか隅々まで流そうとする結果です。もしも、油や動物性食品を控えて、血管もきれいで、血液もさらさらなら、血圧が高くなる必要はないのです。

8 調味料は良質のものを

調味料は、とても大切です。どんなに食材を安全で美味しいものにしても、調味料がいいかげんでは、美味しい料理はできません。逆を言えば、調味料さえ、手抜きをしなければ、非常に素晴らしい料理になるのです。

東洋医学では、熟成した味噌や醤油、海のミネラルたっぷりな塩などは、血液をきれいにしたり、毒素を消したり、造血作用があると言われています。スーパーで何気なしに買ってくる特売の味噌や、醤油は、熟成が完全ではないし、いろんな添加物が入っています。

ＪＴの食塩は、ただの化学塩ですから、体に良いわけがありません。また、和食独特のだしの香りは、日本人の本能に働きかけ、砂糖や油にごまかされない、本来の和食を美味しくいただくために、欠かせない食材です。欧米人は、この「旨み」や「香り」を見分けることができない方がほとんどです。

9　副食は季節のものを彩りよく

副食は季節のものを食べましょう。真冬にトマトやきゅうりやナスなど、食べるべきではありません。栽培のために使う灯油も莫大です。はるか遠くの海で捕れた魚や遠くの大陸で育った動物の肉を食べると言うことは、その輸送費も大変なものです。何しろ、自然に反しています。

とにかく、その季節にその土地で採れた野菜を、彩りよく（時には彩りが悪くても構いませんし、ばっかり食べでも構いません）その土地に、以前から伝えられた料理法で食べることが大切です。

季節のものは、私たちを癒し、守ってくれるのです。「医食同源」「地産地消」「身土不二」などの言葉は、このことを表しています。

10　歯ごたえあるものをよく噛んで

歯ごたえのあるものを良く噛むということは、たくさんのだ液を出すことになります。以前にも説明しましたが、だ液をたくさん出すということは、食べ物を無毒化し、細菌を殺し、傷を癒し、消化吸収を助け、口腔内のみならず、全身の健康を維持するために最も大切なことです。

ご飯を中心にした和食は、噛み応えもあり、噛むほどに美味しさが増すため、この世で最も健康的な食事です。どうか、ご飯をたくさん食べて、ご家族全員で健康の維持に努めてください。

以上、この章で述べてきたすべての理由により、ご飯食は〝世界に誇れる最高の健康食〟であることがおわかりいただけたと思います。

「さあ、ご飯をたくさん食べて、健康になりましょう！」

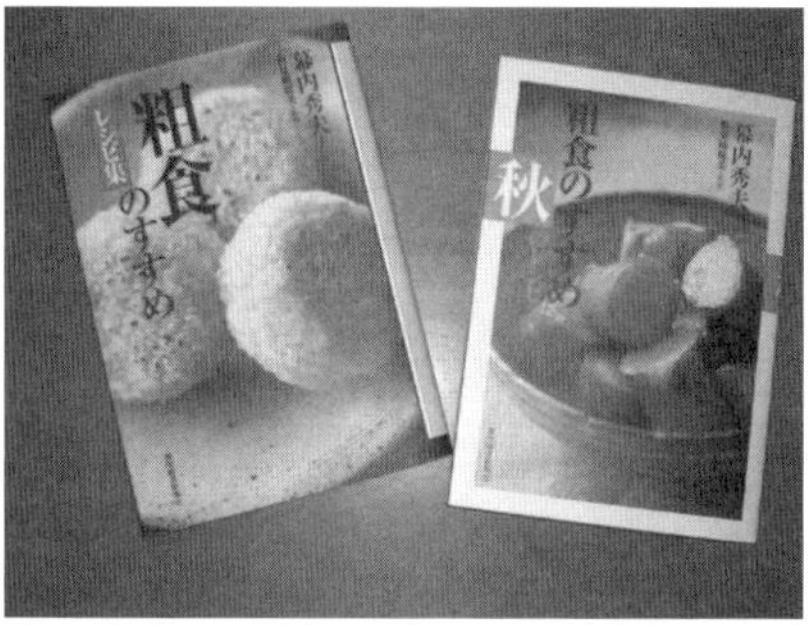

講演会にご一緒させていただいている幕内秀夫先生の著書

第4章

「だし」で健康ダイエット

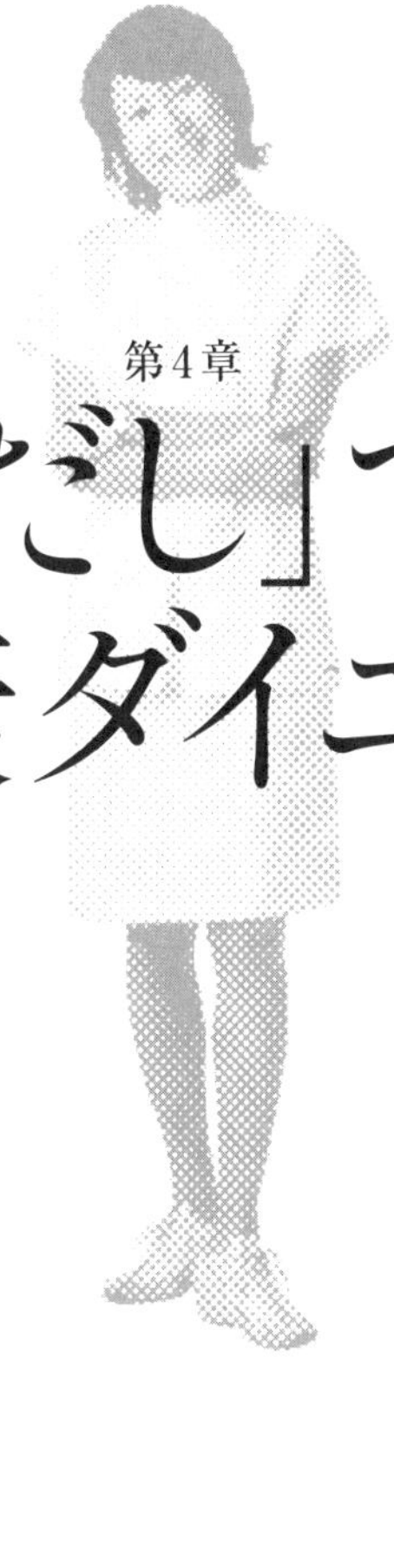

ダイエットに
有効なのは、
懐かしい、「だし」の香り。

ご飯食の大敵……白砂糖・油脂・化学調味料

今までは、食品の内容や献立についてお話ししてきましたが、これから危険な3つの味について、お話ししましょう。

京都大学農学部教授・伏木亨先生をご存じの方は多いことと思いますが、「味覚」に関しては右に出る方はおられないといえる専門家です。縁あって、先生の講義を何回かお聞きしたり、先生の著書を読ませていただきましたが、論旨を大まかにまとめると、動物（人間を含む）にとって、最もおいしさを感じて、また食べたくなる習慣性の高い味覚（味）は3つあるということです。

つまり、この3つの味の食品を食べると、中毒のようになり、もっともっと食べたくなってしまうため、非常に危険があるわけです。

その1……白砂糖

非常に習慣性が強く、一度この味を覚えるととりこになってしまいます。これでもう充分という上限がなく、食べるともっと食べたくなる味の代表です。甘いものを食べると幸せになる方がいっぱいいらっしゃいますが（特に女性）、そういう方はかなり危険です。砂糖中毒に陥っています。

実は白砂糖はヒポクラテスの時代に、精神安定剤として処方されたのが始まりでした。つまり、白砂糖を食べると、一気に血糖値が上がり、脳に酸素が運ばれますので、体が楽になり、気持ちがよくなるわけです。つまり、精神が安定するわけです。

だからといって、気持ちがよくなるのであればと、どんどん食べれば、それによって、たくさんの弊害が出てくるわけです。

ご存じのように、消化器の第一の関門である口腔内では、虫歯と歯周病の原因になります。口腔内の細菌はとても砂糖好きです。砂糖が口に入ると一気に活動が活発になり、数も増えてしまいます。私たち歯科医師がどんなに一生懸命治療やブラッシング指導をしても、砂糖の威力にはかないません。

胃に砂糖が入ると、胃の動きがしばらく止まってしまいます。特に胃の弱い方は要注意。消化を鈍らせる可能性があります。もちろん、カロリーが高いので、肥満の原因にもなります。肥満はすべての生活習慣病の原因になります。

低血糖症や糖尿病の原因になります。砂糖をとりすぎて最も怖いのは、血糖値を下げる酵素・インシュリンが枯渇してしまい、血糖値の高い状態が続くこと。その結果、血管がもろくなってきます。それによって、脳内の出血を引き起こしたり失明したり、四肢を失うことさえあります。

たかが砂糖、されど砂糖。恐るべし砂糖を侮ってはいけません。

さて、そこで、ご飯の登場です。ご飯をたくさん食べている方は、間食を取る必要がありませんので、おのずと砂糖の消費量は減ります。お腹がすいたら、おにぎりが一番。

その2……油脂

一度覚えると止められない、どんどん食べたくなる、習慣性の高い2番目の味は、「油脂」です。人間もヒトという動物です。カロリーが高くて腹持ちの良い食べ物は、飢餓から自分を守るために有効であることは、本能として残っています。ですから、脂っこい食べ物はおいしくて止められない味に感じるようにできているのです。

漢字を見ていただいてもわかるように、「油脂」は「油が旨い」という字で表現されているではありませんか。1グラムで9キロカロリーもある油脂をおいしく感じるようにできているのは、動物を飢餓から守るための本能であったはずが、そのために、油をとり過ぎて、肥満や高血圧、悪性新生物などの生活習慣病を引き起こしているのです。

ご自宅の台所のレンジフードについている油汚れは、その家族の血管内の汚れでもあるのです。レンジフードも体も汚れないような食事を食べるように心がけたいものです。

その3……化学調味料

これも、動物として、どうしてもおいしく感じて止められない味です。合成アミノ酸（グルタミン酸）、旨み調味料、だしの素、といった調味料です。これが添加されると、非常に食欲を増し、どんどん食べたくなる味になってしまいます。

しかし、中身は化学薬品でしかありませんので、体には良くありません。実際にアメリカで、中華料理を食べた後に、頭痛やめまいや吐き気で病院に行く方が多くて、調べてみたら、化学調味料の急性中毒症状だったことがわかりました。以来、チャイナフードシンドロームという病名までついたそうです。

このように化学物質としての怖さと、ついつい食べ過ぎてしまう危険の両方を持つ、危険な味なのです。

白砂糖、油脂、化学調味料、この3つを一緒に含む食品は、最強です。動物が最もとりこになりやすく、習慣性が強く、中毒になり、繰り返したくさん食べたくなるのですから、最強です。

アメリカ人はハンバーガーやホットドッグとポテトフライとコーラの組み合わせで、国民の大半が肥満に苦しんでいるのです。何気なしに食べているスナック菓子などはこの典型的な組み合わせによってできているので、「止められない、止まらない」味なのです。

ご飯中心の和食の場合、砂糖はほとんど使いませんし、油脂もどちらかといえば植物性や魚からとりますので少なめです。昆布だしやかつおだしで化学調味料を抑えることもできます。

「だし」を利用してのダイエット

砂糖と油脂はどうしても減らすしか方法がありません。しかし、砂糖と油脂なしで、何とか満足感を得る方法はないものでしょうか？　それは、和食に最も特徴的な「だし」の香りです。

私たち日本人は、小さいときからだしの香りに慣れ親しんできました。朝のお味噌汁のだしの香り、駅の立ち食いそばのだしの香り、どれも、思い出しただけで、ごくりとつばを飲み込むほど、だしの香りの記憶は鮮明です。

決して、甘くなくても、油脂を含んでいなくても、満足のいく味ではないでしょうか？　しばらく海外に出かけ、帰ってきて飲むお味噌汁の味、最高ではありませんか。

つまり、記憶の底にあるだしの香りは、忘れることなく、終生日本人が和食を好み続ける理由なのです。あったかい炊き立てのご飯と、熱々のお味噌汁。漬物に納豆、焼き魚に焼き海苔。想像しただけでおいしそうな様子と香りが目に浮かびます。

この献立は、砂糖も油脂もないですが、非常にヘルシーで満足のいく献立です。それは、なんといっても「だし」の香りのおかげです。一生変わることはありません。

一時的に洋風な食事を好んでいる若者も、ある程度年齢を重ねると、必ずこの和食に戻ってくるのです。鮭が生まれた川に戻ってくるように。

先ほど引用させていただいた京都大学の伏木亨先生の研究で、最近の日本人はこのだしの香りを感じられなくなっているとのこと。京都大学の学生で調べても、何割かの学生が「だし」の香りを感じられないと言うのです。

もともと西欧の方は、だしの食習慣がないため、微妙なだしの香りを感じられないのが普通なのですが、日本人がなぜ、ということになります。

伏木教授の研究の結果、哺乳類の子どもは一般に、母親の妊娠中に始まり離乳するまでの間に嗅いだだしの香りで、その香りを脳にインプットするとのことです。つまり、お母さんのお腹の中にいるときから、その刷り込みが始まっているということと、そのときを逃すと、大人になってどんなに頑張って「だし」を教え込もうとしても、その能力は備わらないということです。

その「だし」ですが、どんな種類が最も刷り込まれるかというと、「鰹節」や「煮干し」などといった、魚からできているものが効果が大きいというのです。そこに、昆布や干ししいたけなどを組み合わせればよいわけです。

とはいえ、若い人たちに、自宅で毎日鰹節のだしをとることから料理をするように指導はできません。それでなくても、和食は「めんどうくさい」「手間がかかる」といったイメージが強く、ついつい和食から遠ざかる原因にもなっているわけですから。

そこで、伏木教授の研究では、「かつお風だし」といった、天然物も含むインスタントのだしの素でも、充分に刷り込みは起こるというのです。

アメリカ人は、生まれた時から、ハンバーガーとホットドックとフライドポテトしか食べてきませんでした。国民の半数以上が肥満。その半数以上が超肥満であるアメリカ人には、健康のためのダイエット法として、食事の量を減らすしかありません。

油脂と砂糖と化学調味料（だからアメリカ人は中華が大好きなのですが）で刷り込まれた味覚は、簡単には健康的に変えられません。

しかし、我々日本人は、「だし」という食文化を大切にしてきました。海に囲まれながら、その海の恵みを大切に保存し、使うという素晴らしい食文化を伝えてきました。そのだしのおかげで、長い間日本人は世界最高の長寿を誇っています。

砂糖も油脂も少ししか使わず、穀物や野菜や豆や少しの魚や貝や海藻などで、満足のいく食事をし、健康を維持してきたのです。その日本人が、戦後、自国の和食を忘れ、欧米化した食事、多国籍料理を食べ始めて60年になります。

おかげで、病気もどんどん欧米化して、沖縄などは日本でも最も長寿だったはずなのに、最近では世界で最も平均寿命が下がっている地方になってしまったのです。

今、日本人が帰るべき食事は、ご飯を中心とした和食です。私たちは帰る食事があるのです。昔から食べてきた、世界一ヘルシーでおいしいとされる和食に帰れば、昔のように健康で勤勉で、長寿の民族に戻ることができるのです。

子どもの意識改革を!

ふだんの食生活を変えるというのは至難の業です。結局、3章でご紹介した「健康10ヶ条」の基本になっている、ご飯中心の食事に変えていただくことが、もっとも簡単な健康への近道です。

私は、幕内秀夫さんが代表を務めている「学校給食と子どもの健康を考える会」に入っています。日々、大人の患者さん、子どもの保護者にせっせと指導しても、どうしても追いつかない部分をどうすればいいのかと考えた幕内先生が、「まずは子どもの意識改革を」と思いつかれたのがこの会の発足につながりました。

私も、多くの方々の口の中を見て、様々な治療や食事指導をしてきた経験から、給食を通して子どもたちの「食」に関する意識改革をすることは実に有意義なことだと信じています。

学校給食で本物の和食ときちんとしたご飯食を子どもたちに毎日食べさせて、そのおいしさをわかってもらい、元気な子どもに育てようというのが基本方針です。

繰り返しますが、私はとにかくいっぱい病気をしました。でも、こんなに健康になれたのですから、その過程に感謝しています。もし、今病気の方でも、きちんとした方法を選べば必ず快方に向かえると思います。ですから、あきらめないで、食事で皆さん健康になってください。

小さい子どもをもつお母さん、お父さんは、ご家族の幸せとお子さんの将来のために、正しい食事を処方してあげてください。

大人も意識改革を！　考える会の講演会

この章の最後に、私が所属している「学校給食と子どもの健康を考える会・新潟支部」の活動についてご紹介します。新潟支部では、米どころだからこそ、子どもたちに地元のお米を毎日食べさせたいという思いで、完全米飯給食を広める活動をしています。

代表の幕内さんの講演会は、最近の7年間、県内だけで100回くらいにはなるのではないでしょうか。「ここから給食を変えたい」という強い気持ちが行動に表れた結果です。

講演会のメッセージはマジメ、でも表現の仕方はけっこうカゲキです。たとえば、一昨年になりますが、作家の志茂田景樹さんを招いて、「元気！　カゲキ！　ちょう本気！」というタイトルの会を開いたりもしています。聞きに来てくれる方々は、小さな子どもを持つお母さん、お父さん、それから学校関係者が多いようです。

学校給食の活動と聞くと、どうしても堅苦しい印象になりますが、そもそも私も幕内さんも、他の支部のメンバーも、「子どもを健康にしたい！」という思いは一つですが、個性はばらばらです。ですから、講演会も、ちょっと風変わりなものになるのでしょう。

講演会は効果も抜群です。新潟県三条市の講演会で象徴的な出来事がありました。三条市の市長が私たちの講演会にいらしていることを知った幕内さんが「週に何度も給食でパンを食べさせて、どうやって子どもの健康と農業を守るのか具体的な案をあげてみろ！」とケンカをふっかけたのです。

市長も相当の人物です、「じっくり語り合おう」と幕内さんを自宅に招き、遅くまで子どもたちの健康について、新潟の農業について語り合ったそうです。しかも、飲んで終わりではなく、その後、三条市では給食のパンがゼロになりました。このように、たった一度の講演会で、大きな市の小学校全ての給食が完全米飯給食になることもあるのです。

新潟市では平成18年秋に、篠田市長を招いて、幕内秀夫先生を含め、私たち医療関係者とともに、完全米飯給食のフォーラムを開きました。それまでにも何年もかけてたくさんの講演会を主催して来ました。

その結果、平成19年度には週4回の米飯、20年度には完全米飯にすることを市長が約束してくださいました。お正月明けの新聞にも発表されましたので、もう安心です。

新潟のこれからを担う子どもたちの健康、そしてその子孫の健康が約束されたのです。苦労してきた仲間で、お祝いの会を開きましたが、涙が出るほど嬉しい結果となりました。永い冬がようやく明けるのです。

子どもたちの食の環境を変えて、意識改革をしてあげられるのは大人です。皆さんも、自分の体と同じように子どもの健康を真剣に考えて、一緒に行動してみませんか？　お待ちしています！

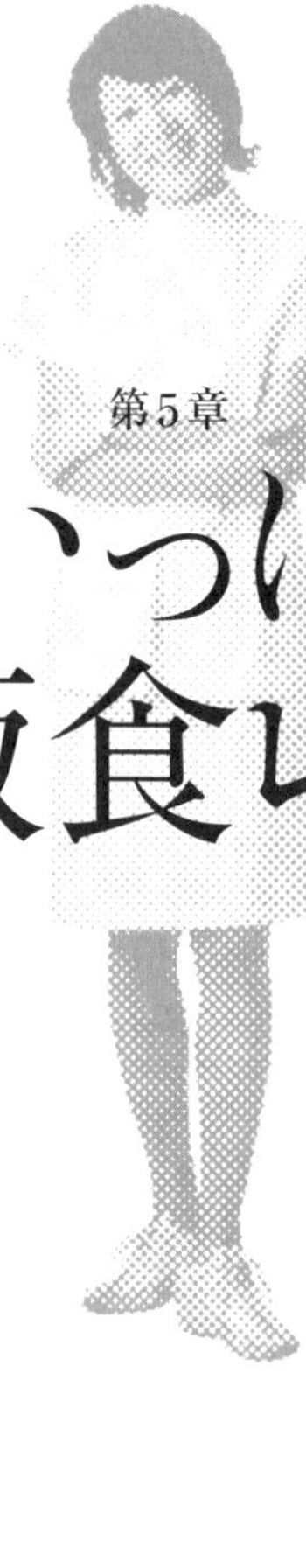

第5章

愛情いっぱいの、ご飯食レシピ

簡単、おいしい、体にいい
「ご飯食」は
健康への近道。

一人暮らしでも大丈夫

朝食は食べず、昼食はコンビニ弁当かインスタント食品、夕食は外食。健康に気を使って、栄養はサプリメントで補っている、という一人暮らしの方は多いのではないでしょうか。これまでの章でお話ししてきたような、ご飯食がいいことは頭でわかっていても「実際は難しいよね」というのが本音でしょう。

確かに、お米をといで、炊飯器で炊くのは一手間かかります。しかも、本や雑誌をひらけば、ご飯といっても白米ではなく、分づき米や雑穀を混ぜたものや玄米のほうがいい、などと書いてあるので、さらにハードルが高く感じられるのは当たり前です。

そこで提案したいのは、もっと簡単にご飯を食べる方法です。といっても特別なことではなく、お米をとぐのが面倒なら、無洗米を試してみてください。炊く時間もないなら、レトルトのご飯でも充分です。買い置きをしておきましょう。レトルトでもご飯を主食にすれば、おかずがご飯に合う和風のものになりますから、砂糖と油たっぷりのパン食より、はるかに優れています。

電子レンジも使いようです。電磁波がよくないとか、いろいろ疑問はありますが、それでも忙しい方には便利な調理器具です。電子レンジ用のご飯釜もあります。とにかくご飯を食べようと思えば、便利なものは見つかるはずです。

インスタントのお味噌汁はいいですね。もちろん、お鍋で昆布や鰹節でだしをとって本格的に作るのが最高ですが、贅沢はいっていられません。バラエティーに富んだお味噌汁のパックを多めに買い置きしておくといいでしょう。

自然食品店には安全でおいしいものがありますし、普通のスーパーでも具沢山の味噌汁が並んでいます。ひと手間加えて、ねぎや三つ葉、岩海苔やとろろ昆布を加えれば完璧です。

ご飯を食べるなら漬物です。ぬか床を作って漬けるのも習慣になればそれほど大変ではないのですが、面倒で無理だという方は、出来合いのものを買って食べるだけで十分です。ご飯がすすむ最高の副食です。

もし、ひと手間かけるなら、季節の野菜を刻んで、おいしい自然塩をまぶして混ぜるだけでも、随分おいしい浅漬けができます（この章で後に出てくるレシピを参考に試してくださいね）。

ご飯がすすむといえば、佃煮もそうです。多少甘くても構いません。お菓子として食べる砂糖の量に比べたら、比になりません。塩昆布などもいいですね。

若い女性に今すぐ役に立つ提案

一人暮らしの方への提案より、少しハードルが高いです。それは私たち女性が子孫繁栄のために生きているということがあるからです。私たち女性が健康でない限り、健康な子どもは育てられません。

極端なことを言えば、ハーレムのように健康な男性が一人いれば、健康な女性を何人でも妊娠出産させることは可能です。

しかし、健康な女性がいなくなってしまったら、子どもを産むことはできません。管理栄養士の幕内秀夫氏の本でも書かれていますが、若い20代、30代の女性の乳がんが激増し若い女性と日本の未来が危ないと、幕内氏は警告しています。不妊の女性や男性が急増しているのも、少なからず、食生活の急激な変化が影響していると思われます。

大切な日本の未来を救うためにも、若い女性とお母さんたちに、「今すぐできる」健康のための提案をさせていただきます。

1　主食をご飯にする。

いろんな食事療法を体験した私ですから、普段はもちろん玄米を食べています。しかし、これはかなりマニアックな食事ですので、万人には勧められません。ですから、白米でもかまいません。ご飯を中心にした和食に変えていただきたいのです。なぜ、ご飯なのかは、他の章で詳しく説明してありますので、省略します。もし、もう少し健康的で、マニアックになりたいなら、分搗き米をお勧めします。一気に玄米は飛躍しすぎで、長く続きません。できたら、卓上精米機を買って、搗きたてのご飯を炊いてください。精米機は2万円前後でホームセンターなどに売っています。

食品は何でもそうですが、加工した時点から酸化、つまり腐敗が始まります。搗きたて、炊きたてのご飯は最高においしいです。健康にいいからといって、まずいものばかりを我慢して食べていたのでは、効果は半減です。

ですから、まず、ご飯は絶対においしい食べ方をしてください。お米選びから、精米度、お水、炊飯器などなど。そこに雑穀を入れていただくとより一層ヘルシーです。お勧めなのは、簡単に炊けておいしい石川商店さんの「福っくら御膳」(☎0439-52-0262)。

しかし、そんな時間のない方、私だって、忙しいことはあります。手抜きをしなくてはなりません。そんな時役立つのが買い置きのレトルトご飯。今は、五目御飯だって、お赤飯だって、発芽米、玄米まであります。

お子様のいる方は、冷凍おにぎりなどもいいですね。すぐにヘルシーなおやつや夜食になります。

2　水分はなるべくカロリーのないもので。

それも、できたらカフェインのないお茶を選んでください。多量にカフェインをとる方は、体調の悪い方が多いです。もちろん、砂糖入りの飲み物は言語道断、許しません。果汁だって、許しません。

3　買い置きしておくといいもの。

前述しましたが、ご飯のレトルトパックはまとめ買いしておきましょう。消費期限も長いし、常温の保存ができて便利です。私は普段から、少し残ったご飯はすぐにラップで包んで板状に伸ばして冷凍保存しておきます。時間がない、ご飯がないとき、重宝します。

それと、インスタントのお味噌汁。自然食品店にあるものがベターですが、多少添加物が入っていても構いません。いろんな味を用意してもいいですね。

だし各種。もちろん、鰹節に煮干に昆布はいうまでもありませんが、袋に入っている天然素材のだしも助かります。また、びんにはいった白だしも重宝します（「三河の白だし」）。

さて、ここからは、実際にご飯がすすむおかずのレシピをご紹介しましょう。おもに若いお母さんを想定して考えたレシピですが、年齢を問わずおいしく食べられるものばかりなので、ぜひ作ってみてください。簡単ですよ！

レシピその❶
ご飯がおいしくなる「菜っぱのふりかけ」

幼児期の子どもたちは成長も著しく、じっとしているのが苦手。本当によく動きまわります。そんな子どもたちのからだに最も必要なのは、エネルギーの源となる炭水化物です。よって、幼児期の食事で最も大切なことは、おかずをたくさん食べさせることではなく、主食をしっかり食べさせることなのです。

日本人の主食といえば、やっぱりご飯。

「主役をご飯にして、ご飯がおいしく食べられるおかずを工夫する」。

このシンプルな考え方を基本にすれば、「今日は何にしようかしら?」という悩みからも解放されます。

「まずはご飯をきちんと食べる」。これが子どもの食事の鉄則です。

ビタミンや鉄分などが豊富に含まれている大根菜は、栄養的に優れているだけでなく、捨ててしまうには忍びないほどのおいしさをもっています。

「菜っぱのふりかけ」は、ふだんは捨ててしまうことの多い大根の葉っぱを利用します。だから、体によくて、おいしいだけでなく、ゴミも減らせ、お財布にもやさしい! 一石四鳥の優れものです。

菜っぱは、カラカラに炒ることで独特の食感が得られ、保存性がよくなります。また、ごまや松の実、ナッツ類を入れることで、香ばしさや歯ごたえが加わり、思わず噛みたくなるだけでなく、噛めば噛むほど甘みがまして、おいしさが感じられます。

「よく噛んで食べなさい」

そんなこと言わなくったって、子どもたちはよく噛んで食べてくれるはず。私が行う料理講習会でも、子どもたちに大好評の一品。手間はかかるようですが、一度にたくさん作っておくことができ、他の料理にも利用できます。

作り方は、113頁に詳しく紹介しますが、ワンポイントアドバイスを。

・フライパンはテフロン加工やフッ素加工のものがおすすめ。

・茹でた後と細かく刻んだ後には、菜っぱをよく絞り念入りに水気をきる。

・お好みでじゃこや干しえびを入れてもGOOD!

・塩加減はお好みで。薄味にすればたくさん食べられ、濃いめに味付けすれば長く保存できる。

・塩にもこだわってみましょう。良質の塩はミネラルが豊富で、味をまろやかに。個人的には『海の精』がおすすめ。自然食品店などにおいてあります。

さらに、「菜っぱのふりかけ」のアレンジをご紹介しておきましょう。

おにぎり

炊き立てご飯に混ぜ込んでおにぎりを作れば、最高の子どものおやつになります。

炒飯の具

炒飯の具にするととても重宝します。お肉などを使わなくても、ナッツの香ばしさで充分においしくなります。最後に、お醤油を回しがけして味を調えます。

冷奴のトッピング

さっぱりしたものが食べたくなるこれからの季節、冷奴にのせてもおいしい。ねぎや大葉、ミョウガなどと一緒にたっぷりかけていただきましょう。時には、中華風にするのもいいでしょう。

季節の野菜と和えたサラダ

大根サラダや季節の野菜の和え物に使うのもいいですよ。

レシピその❷

つるっとおいしい「手作りごま豆腐」

「離乳食は大人と別に作らなきゃ」とか「いろいろなもの食べさせなくっちゃ」などなど、離乳食を難しく考えすぎていませんか？

実は私、娘が離乳期に離乳食用に特別メニューを作ったことは一度もありま

炒めたご飯に混ぜれば、おいしい炒飯に大変身!

菜っぱのふりかけ

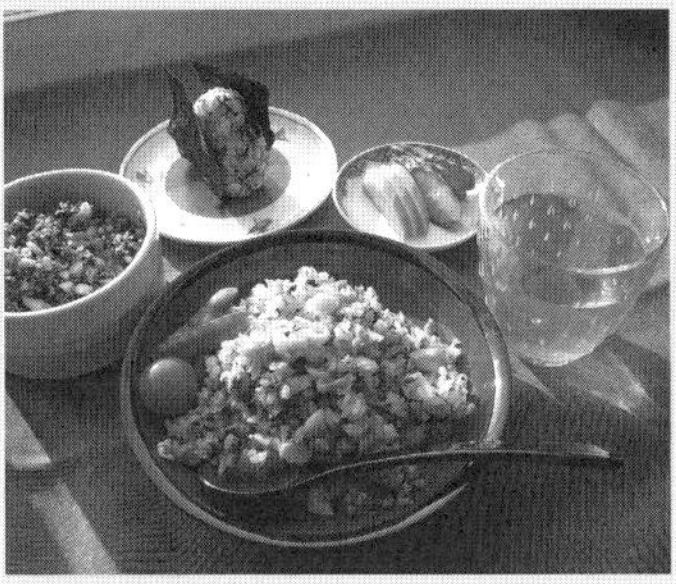

■材料
大根菜(小松菜でもOK)…2束
クルミ…50g
カシューナッツ…50g
洗いごま…50g
松の実…50g
塩…小さじ2杯
※分量はあくまで目安。
ナッツ類、ごまの量はお好みでOK!
塩は味をみながら加減してください。

■手順(今回は大根菜を使いました)
❶ 菜っぱをかためにに茹でる。
❷ しっかりと絞り、水気をきったらできるだけ細かく刻む。刻んだ後かたく絞る。
❸ クルミとカシューナッツは細かく刻んでおく。
❹ フライパンで❷をから炒りする。(面倒くさがらず、根気よくじっくりと)
❺ 菜っぱがカラカラになったら、❸と洗いごま、松の実を加え、しっかりと炒る。
❻ パラパラになったら、塩を振り入れ、もうひと炒りして出来上がり。出来上がったふりかけは、よく冷ましてから密閉容器へ。常温で2週間ほど保存できます。

消化もよく、体を温めてくれる「葛」をおいしく!

手作りごま豆腐

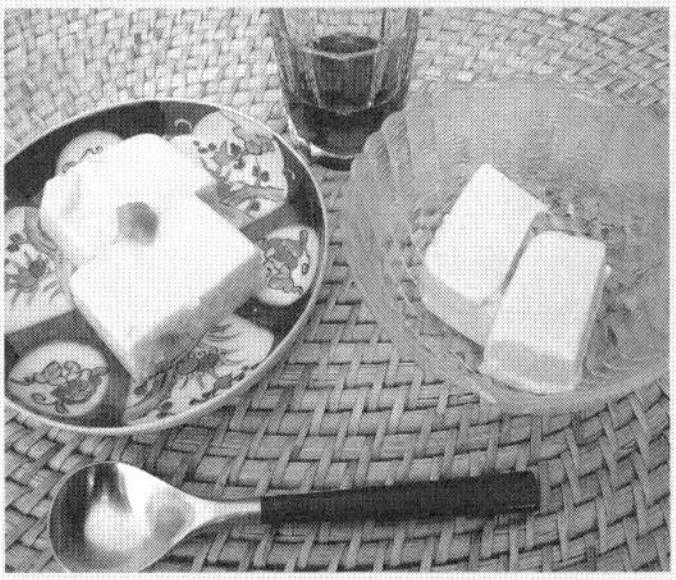

■材料
吉野葛…1カップ
水…4〜5カップ
練りごま…100CC
自然塩少々
※吉野葛と練りごまは、大型のスーパーマーケットなどでも売られていますが、見つからなければ、自然食品を扱うお店で購入してください。

■手順
❶ 練りごまはダマになりやすいため、あらかじめミキサーに入れてかきまぜておくと、できあがりの口触りがなめらかになります。
❷ 材料をすべて鍋に入れ中火にかける。泡だて器でかき混ぜながら、固まり始めるまで待つ。
❸ 火に近い鍋底から固まりだすので、固まり始めたことが確認できたら弱火にし、5分ほどかき混ぜる。
❹ 火を止め、熱いうちにタッパーなどの容器に入れ常温で冷ます。その後、冷蔵庫に入れて冷やせば出来上がり。

せんでした。

離乳食も含め、子どもの食事の基本はいたってシンプル。前回もお話ししましたが、子どもの成長にとって最も重要な食べ物は「でんぷん」なのです。ですから、日本人の主食であるご飯を「しっかり食べさせる」ことを最優先に考えれば、あれこれ悩まなくともおいしく、しかも身体にいい食事になるのです。

ここでご紹介する「手作りごま豆腐」は、練りごまと吉野葛を使って作るごま豆腐です。葛は消化も良く、体を温めてくれます。

離乳食用には、メープルシロップをかけて、大人はわさび醤油やしょうが醤油でさっぱりといただきます。

「葛」つながりで、ひとつ「解熱効果バツグンのりんご葛湯」をご紹介しておきましょう。

我が家では、娘が高熱を出した時、吉野葛とりんごジュースを使って「りんご葛湯」を作り飲ませました。薬のような苦味もないので、飲みやすく、非常に解熱効果がある優れものです。

果汁100%のりんごジュースをそのまま使うと甘すぎるので、1・5倍くらいに薄めたものに葛を加え、ゆるめに作ったものを冷たくして飲ませてあげるといいでしょう（これ本当に良く効きますよ。ぜひお試しください）。

レシピその③、④
自分で作れる「沢庵漬け」と「即席漬け」

「漬物は手間がかかりそう」そんな声が聞こえてきそうですが、沢庵は1回漬け込めば後は待つのみ。糠漬けは出来合いの漬け床を使えば野菜を入れるだけ。なにせ、あまり真面目でない私は、料理は簡単でなければいけないというのが持論ですから（笑）。

さて、ここでは簡単でおいしい沢庵漬けに挑戦してみましょう。子どもたちもきっと気に入ってくれるはずです。ほぼ、1ヶ月で完成です。道具も1回そろえれば、ほぼ一生使えますよ。

我が家にはたくさんの方々が食事にいらっしゃいます。皆さんが一番楽しみにしていてくださるのが「漬物」です。心をこめた自家製の漬物は何よりのごちそうです。

子どもの頃、私は沢庵漬けの準備をする祖母の手伝いをしました。凍える手で大根をたくさん収穫し、震えながら大根を洗い、軒下に干す。多分、200から300本ほどはあったと思います。

お手伝いしたこともあってか、出来上がった沢庵と温かいご飯が、この上なくおいしく感じられたことを今でも鮮明に覚えています。そして木枯らしが吹き始める頃になると、そんな子どもの頃の懐かしい出来事とあの味を思い出します。

母のいない私は祖母から伝授された沢庵漬けを、自分なりにアレンジして漬けるようになりました。今、その味を娘に伝えています。

漬物は、味噌汁と並んで、ご飯をおいしく食べさせてくれる名脇役です。しかし、「単なる脇役」と侮ってはいけません。野菜の糠漬け、実はこれ、理想的な食品なのです。

糠には微量栄養素が含まれており、乳酸菌の宝庫でもあります。その数は糠1グラムあたりに1億個の乳酸菌が存在するといわれるほど。乳酸菌には、腸内の酸性度を高め、腐敗菌を抑える整腸効果があります。

そして、乳酸菌を繁殖させるためには、乳酸菌の好物である食物繊維と一緒に摂取するのが効率的。この理にかなっているのが糠の成分が染み込んだ「野

野菜をおいしく食べるには、お漬物が一番!

沢庵漬け

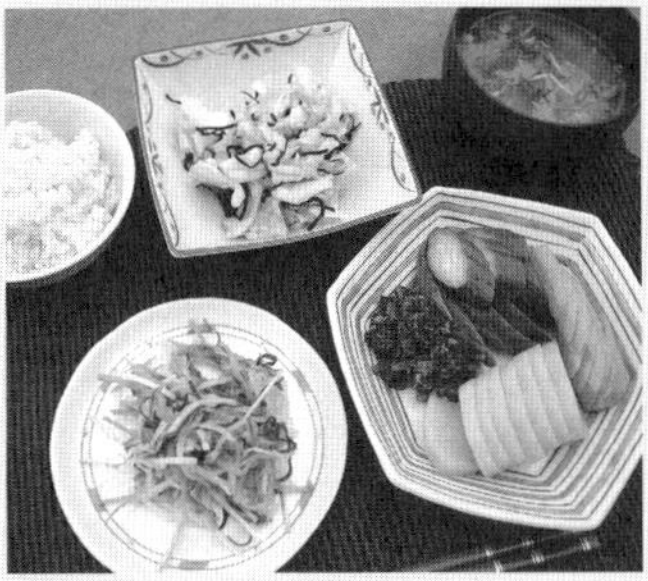

■材料

干し大根…10本(できれば葉っぱも。八百屋さんで干した大根を手に入れれば簡単)
米糠…1キログラム
玄米粕(麹)…500グラム(三吉麹屋:0237-72-2712)
自然塩(ふた塩用)適宜
色付けのための干し柿の皮、あるいはくちなしの実(薬局に売っています)
容器…ホーローの容器(カビがつきにくい)
重石…10〜20キログラム(重いほうが日持ちします)

■手順

❶ 糠と玄米粕を混ぜておく。この時、柿の皮やくちなしの実も入れる。
❷ 容器に❶と大根を交互に入れ、サンドイッチのように重ねていく。
❸ 最後に❶をおき、その上に葉っぱを重ねる。
❹ 葉っぱの上に、❶を置き、上にフタ塩をする。(カビを防ぐために)
❺ 重石を載せ、フタをして冷暗所に置く。途中で水が上がるがそのまま。1ヶ月ほどで試食し、味が薄

一晩おけば食べられる、手軽なお漬物

簡単即席漬け(2品)

キャベツの塩昆布和え

■手順

❶ キャベツはざくざくに切り、薄塩で味付けをしてしんなりさせる。
❷ 食べる直前に塩昆布を和えて、出来上がり。

■ワンポイントアドバイス

大人向けには、生姜やミョウガや青しそを加えてもよい。塩昆布は合成アミノ酸が多く入ったものが多いので、できるだけ安全なものを選ぶ。サラダ感覚で、たくさんのキャベツが食べられます。漬物はすべてそうですが、歯ごたえの点からも、よく噛めてお勧めのメニューです。

松前漬け風即席漬け

■手順

❶ 野菜を粗めの千切りにし、塩を加え、松前漬けの素(するめと昆布の千切りのミックス)と一緒に和えて、一晩おく。

■ワンポイントアドバイス

仕上げにゆずの皮の千切りを加えると、いっそうおいしい。好みで醤油を少し加えるとよい。野菜は、大根・白菜・にんじん・キャベツ・水菜など、何でもOKなので、季節ごとに旬の野菜で作れば一年中楽しめます。

菜の糠漬け」なのです。

乳酸菌といえばヨーグルトを連想する人も多いでしょうが、食物繊維である野菜に糠の成分がたっぷり染み込んだ糠漬けはそれ以上。理想の食品であるといえるでしょう。

レシピその❺ 手間をかけない「豆料理」

次に、肉に代わるたんぱく源として、海外でも注目を浴びている「大豆」を使った簡単料理をご紹介します。豆料理は前の晩から準備が必要だし、ほどよく煮るには時間もかかるし……。おいしくって、体にいいことはわかっていても、ついつい敬遠しがち。

たんぱく質が豊富で、脂質は肉よりもずっと少ない大豆は、今や海外でも注目を浴びています。豆腐や納豆など、手を変え品を変え、いろんな料理に大変身する優れた食品です。

そこで、ここでは超手抜きの大豆料理をご紹介しましょう。料理教室でも、子どもたちに大人気の品々です。

一般的に、豆料理は1日ほど水に浸し、戻してから煮炊きするのですが、私にはそんな余裕はありませんので、ここからが私流。夜寝る前に水洗いし、すぐに火にかけ、少し煮てから、翌朝味付けするというやり方。多少歯ごたえが残る程度の柔らかさに仕上がります。

ところで、「打ち豆」って知ってますか？　私が幼かった頃、家で打ち豆を作る家庭が結構あったんですよ。打ち豆づくりは冬仕事のひとつで、少しだけ水で戻した乾燥大豆を、石臼の上で1個づつ丁寧にとんかちでたたいて打ち豆をつくり、それがいろんな料理に使われて食卓に載るのが楽しみだったことを思い出します。

自分たちが食べるものを自分たちで作り、それを家族みんなで加工し、感謝していただく。これこそ、いわゆる「スローライフ」というヤツですよ。

多忙な日々を過ごしている今、当時を振り返ってみると、それはとても贅沢で、豊かな時間だったように思えてきます。

食べ方いろいろ、「畑の牛肉」料理

浸し豆

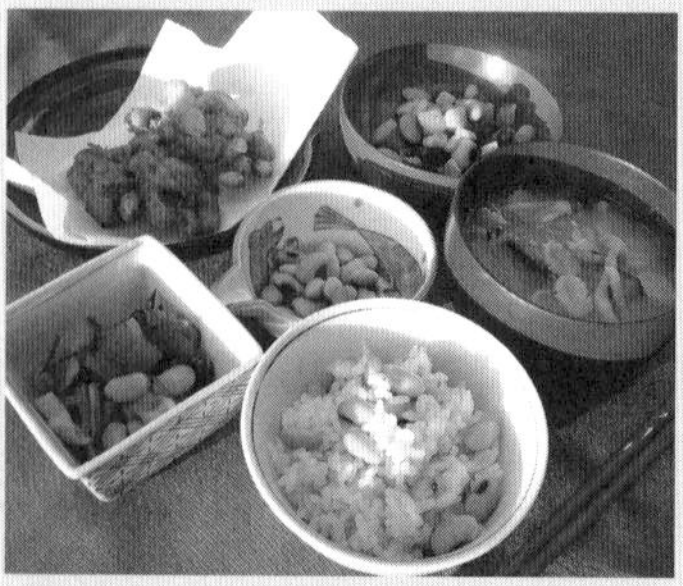

■材料

乾燥大豆

（できれば「青大豆」とか「青入道」などの緑色のきれいな大豆を選ぶ）

市販の白だしまたはめんつゆ

■手順

❶ 豆を水洗いしてからたっぷりの水とともにお鍋に入れ、すぐに火にかけます。

❷ ふきこぼれない程度に沸騰させて、フタはせずに10分間ほど加熱します。

❸ そのままフタをせずに朝まで（5〜6時間ほど）放置します。

❹ ゆで汁を捨て、水洗いし、水を切ります。

❺ 市販の「白だし」や「めんつゆ」を使い、吸い物より濃い目のだし汁を作ります。

❻ ❺に❹の大豆を浸します。これで朝食には食べられ、1週間ほど冷蔵庫保存もできます。

浸し豆のサラダ

■手順

❶ 季節の野菜と浸し豆を好みの分量でお皿に盛る。

❷ ドレッシングやポン酢などをかけて出来上がり。

■ワンポイントアドバイス

浸し豆だけでもおいしくいただけるのですが、サラダにしてみてもOK。意外とどんなドレッシングでも合いますよ。市販の加熱済みの豆のパックやコーンなどを添えてもおいしく、子どもから大人まで喜んでくれます。

浸し豆の豆天

■手順

❶ 浸し豆のだし汁ごとボールに移し、そこに小麦粉を入れる。

❷ あとはかき揚げの要領で、てんぷらにする。

■ワンポイントアドバイス

豆には火が通っていますから、さっと揚げればそのまま食べられます。子どものおやつにも最高です。

浸し豆の松前漬け

■手順

❶ 干し大根、昆布、するめ、数の子を用意する。

❷ 普通の松前漬けの要領で、浸し豆も一緒に漬ける。

■ワンポイントアドバイス

浸し豆も加えると、一味違った一品になり、目にも舌にも新鮮なので、いつもよりご飯がすすみます。

レシピその❻

おかずとして食べる「豆味噌」と「ねぎ味噌」

私が幼かった頃は、どの家庭も普段の食事は今のように豪華なものではありませんでした。質素だったけれど、私の中には心温まる"おいしい思い出"がたくさん残っています。

味噌と砂糖を油で炒めた（好みによっては、だし汁をいれて、ゆるめに仕上げたりすることもありますが）「あぶら味噌」。今どきの食卓を考えると、「えっ、それがおかず!!」と感じる方も多いでしょうが、これがけっこう優れもの。手軽でおいしい、しかもヘルシー。そんな昔風のあぶら味噌を、食べやすくおいしくした、料理教室では子どもたちに大人気のおかず味噌2品です。

ご紹介する「ねぎ味噌」を作るときにお砂糖を使う方も多いようですが、このレシピに限らず、料理にはできるだけ砂糖を使わないことをおすすめします。素材や他の調味料が持つ甘みだけでも十分です。

また、レシピを掲載した2品の他にも、旬の野菜を使い、同じ要領で「季節の味噌」が楽しめます。

香ばしいナッツ類を加えると、おいしさアップ!

豆味噌

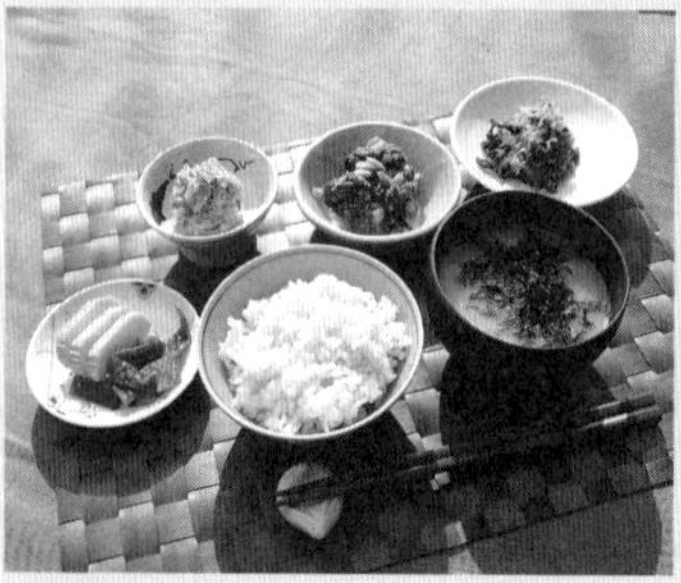

■材料

炒り大豆

白味噌(西京味噌)

本みりん

※普通の味噌でも構いませんが、白味噌は普通の味噌より米こうじを多く含むため、甘く、砂糖を使わなくてもちょうどいい甘さに仕上げることができます。田楽や和え物に便利です。甘いおかずが苦手な方は、普通の味噌を使ったり、白味噌と混ぜて作るとよいでしょう。

■手順

❶ フライパンに炒り大豆(この他にナッツ類を入れてもおいしい)を入れて、からからと乾煎りをします。

❷ 豆が熱くなって焦げ目がつき始めたら、そこに白味噌と本みりん少々を入れて、味噌とからめながら水分を飛ばします。

※ 今回は粗めに刻んだくるみ、松の実、かぼちゃの種、クコの実など、ナッツ類を入れて、子ども向きにアレンジしてみました。

冬ねぎの甘みが、心も体も癒してくれる

ねぎ味噌

■材料

ねぎ…5〜10本(緑の部分も)

ごま油…大さじ1〜2杯程度

白味噌と普段お使いの味噌

※作り方はいろいろあるようですが、今回ご紹介するのは、十日町の「わらべ村」料理教室の安藤ゆり先生の作り方です。私もいろいろ試してみましたが、安藤先生の「ねぎ味噌」は最高です(わらべ村:0257-52-7842)。

■手順

❶ 長ねぎは緑の部分もすべて小口切りに。

❷ フライパンにごま油を熱し、ねぎを炒め、しんなりしたら、その上に味噌を乗せ、混ぜないでフタをしてそのまま弱火で10分ほど蒸し煮をします。この時、味噌がフライパンにつかないようにしてください。

❸ フタを取って、少し強めの火で、混ぜながら水分を飛ばして、出来上がり。

※ そのままあったかご飯に乗せて食べてもよし、おにぎりの具にしてもよし。ご飯と炒めれば炒飯に。お湯を注げば即席のお味噌汁と、重宝な一品です。

春なら「ふき味噌」が最高。近所で顔を出したふきのとうをお子さんと摘んできて作ってみてはいかがでしょう。作り方は簡単。たっぷりめのお湯でさっと湯がいて、冷たい水でしばらくアク抜きをします。しっかりと絞り、細かく刻んでお鍋で白味噌と和えながら加熱して出来上がりです。ほろ苦さがありますが、お子さんに「春の味覚」を体験させてあげてください。

夏は、「夏野菜味噌」に。夏の長ねぎは硬くて辛くて、おいしくありません。夏には夏の野菜で作ってみましょう。なすとピーマンと青じそは細かく刻んで（5ミリ角）、ねぎ味噌と同じ手順で作ります。夏の常備食にぴったりです。

お味噌はチカラ!!

日本の代表的な醗酵食の代表選手である味噌を使った料理といえば、和食に欠かせないご飯の名脇役の味噌汁がいの一番に思い浮かぶことでしょう。

ご飯に味噌汁の組み合わせは〟味覚的な相性がいい〝というだけではありません。そこには、先人たちの智恵があります。日本人が昔から食べてきた主食のご飯はその成分のほとんどが炭水化物。これだけでは身体にとって必要なたんぱく質や脂質をとることができません。そこで私たちの祖先は豆や種実類を食べて、その不足分を補ってきたわけです。

大豆の発酵食品は、味噌だけでなく、醤油や納豆などがありますが、こうした発酵食品の大きな魅力は食べると善玉腸内細菌が増えるという点にあるといいます。美容の大敵、便秘にも効果テキメン。

それだけでなく、消化吸収率がバツグンで、大豆そのものを食べるよりははるかに効率がいいという結果があるそうです。

多くの効能・効果があり、しかもおいしい。毎日何気なく食べているお味噌の使い方、見直してみませんか？

（参考資料：「ニッポンの粗食　ご飯食の基本レシピ」幕内秀夫著／日経ヘルス編）

レシピその⑦

晴れの日の一品「ちらし寿司」

春は、入園・入学など子どもの成長を実感する、うれしい季節です。そのうれしさを食卓で表現し、いつもとちがう「晴れの日の料理」を楽しんでみませんか？

小さい頃に両親が離婚して、祖母と父に育てられた私は、祖母の作る「田舎料理」しか、食べたことがありませんでした（そのおかげで、小学生の頃から料理を作る必要がありましたし、伝統食をマスターすることができたわけですが……）。

みんながハンバーグなど、ハイカラな料理を作ってもらっていた頃、私はただただ、野菜の煮物と漬物と魚料理の毎日。恥ずかしい話ですが、20歳になるまで牛肉はおろか、しゃぶしゃぶさえも食べたことがありませんでした（笑）。

そんな我が家で「晴れ」の日に祖母が作ってくれた料理が、ちらし寿司。今でもお客様がいらしたり、お祝いの日には、ちらし寿司が登場します。

しかし、ちらし寿司というと面倒くさいイメージがありませんか？ 私の料理は簡単でおいしいことがモットー。手軽な作り方をご紹介しましょう。

レシピ おまけ

お酒の肴にしたいおかず

「ふき味噌」

春先に、ふきのとうを見つけたら絶対に作ります。ほろ苦さがなんとも春ら

晴れの日は、おもいっきり華やかに!

ちらし寿司

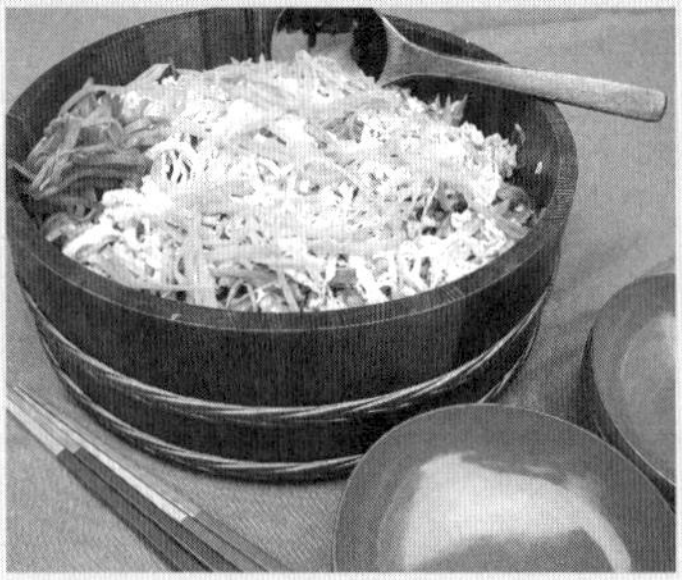

■材料

玄米(白米でもOK)…3合
梅酢または米酢…大さじ2～4杯
ひじき…2/3カップ
にんじん中…1本　ごぼう…1本
うす揚げ(油揚げ)…3枚
干ししいたけ　…5枚 くるみ…1カップ
絹さや…20本　卵…2個
醤油…大さじ10杯　本みりん…大さじ10杯
ごま油・自然塩　適宜

■手順

下ごしらえ

❶ 米をといで、水は少なめで、上にだし昆布を1枚のせて炊く。
❷ ひじきと干ししいたけは水で戻す。もどし汁はだしとして使う。
❸ すべての材料を千切りに(細ければ細いほど、ご飯となじみやすくなる)。くるみは5ミリくらいに刻む。
❹ アクは炒めると甘味に変わるので、ごぼうは水にさらさない。

上に飾る具の準備

❶ 1/3の千切り人参を小さい鍋に入れ、塩ひとつまみを振ってよく混ぜ、しんなりしたらフタをして弱火で加熱して、蒸し煮する(大体2～3分)。鮮やかな橙色になったら、ざるに広げて冷ます。
❷ 絹さやは筋をとり塩茹でして、冷まして千切りにする。
❸ 薄焼き卵を作り、千切りにしておく。

お寿司づくり

❶ 鍋にごま油を入れて熱し、ごぼうを入れて中火でよく炒めます。
❷ しんなりしたら、2/3の量の人参と他の材料をすべて入れて、ざっと炒め、ひじきと干ししいたけの戻し汁を2カップ入れます。
❸ 全体に火が通ったら、醤油とみりんを入れて、時々かき混ぜながら、水分がほとんどなくなるまで加熱します。出来上がった具は5人前の3回分です。手間はほとんど変わりませんので、私は毎回多めに作り、冷凍用の袋に入れて薄く延ばして冷凍しておきます。次に作る時は、チンして混ぜるだけです。
❹ 炊きたてのご飯をすし桶に入れて(なければボールでも可)、1/3の具を入れて、そこに梅酢か米酢を好みで大さじ2～4杯入れて、切るように混ぜます。
❺ 最後に、上に具をちらします。お好みでお刺身やイクラなどを載せてもいいですね。

しく大好きな一品です。ふきのとうを大目のお湯で湯がいて冷水に取り、2～3時間水にさらしてあくを抜きます。その後、しっかり絞って細かく刻み、再びしっかり絞り、同量くらいの白味噌と一緒になべで加熱します。色が悪くならないようにふつふつふつとしてきたら火を止めて別容器に移します。好みですりゴマを加えてもおいしくいただけます。

「菜花のからし漬け」(新潟では冬菜を使う)

山のような菜をあらかじめ沸騰させておいた大きな鍋の中に入れて、すぐに引き上げます。冷水にとって絞り、適当に刻んで、塩、白だし、粉からしとあえて、漬物容器に入れて、重石を載せて一晩待ちます。翌日にはしゃきしゃきと歯ごたえの良いからし漬けになります。小松菜でもOKです。

「お造りのサラダ」

大根・にんじん・キュウリ・ミョウガ・ねぎ・大葉をひたすら千切りにします。細ければ細いほどおいしくなります。そこに水菜も加えて、大きなボールで水に浸しておきます。白身のお造りを用意しておきます。すずきやひらめ、鯛などが適していますが、ほかのお造りでも構いません。カシューナッツを刻み、スライスアーモンドと松の実とともにフライパンで乾煎りして冷ましておきます。食べる直前に刻んで水切りをした野菜とお造りを混ぜ、上にナッツを散らし、お好みの和風ドレッシングをかけてお召し上がりください。歯ごたえと香りが最高です。

「たこサラダ」

友人に教わった一品。簡単・安価で、子どももみんな大好きです。キュウリとセロリを乱切りで同量用意します。そこに、安いボイルたこを乱切りにして混ぜて、和風ドレッシングで和えます。すこし、時間を置いて、味がなじむのを待ちます。歯ごたえが最高。

「豆腐の味噌漬け」

木綿豆腐をしっかり水切りします。保存容器に味噌を敷いてその上に豆腐を載せてまわりも上も味噌で包んで1週間ほど冷蔵庫で保存。そっと味噌から取り出して、スライスしてお試しください。まるでチーズです。

「納豆の漬物和え」

残り物の漬物なら何でも構いません。白菜漬けの切れ端や野沢菜の先っぽ、沢庵のしっぽなど。細かく刻んで納豆と少しのお醤油と和えてみてください。ご飯にもお酒にもＯＫ。刻みめかぶなんかも足すとおいしいですね。

「たたき長芋」

長芋の皮をむき、乱切りにしてビニール袋に入れます。梅干の種を抜いて包丁で細かくたたきます。それもビニール袋にも入れて、手で袋の口を押さえながら、上からすりこ木か麺棒でたたきます。ある程度ざくざくになったら器に移し、きざみ海苔を載せてでき上がり。

私が和食にこだわるワケ

だ液は皆さんの全身を流れる血液でできています。お口の周囲にはいくつかのだ液腺があり、そこに集まった血液がだ液腺でろ過されて、口腔内に分泌されるのです。おいしいものやすっぱい食べ物を見ると頬が痛くなるのはだ液腺に血液が集まるからです。

だ液の成分には、消化吸収を助けたり、細菌を殺したり、傷の治癒を助けてくれたりする酵素がたくさん含まれています。最も驚くべき働きとして、発がん性物質をだ液に30秒間浸しておくだけで、無毒化してしまうことも、医学的に有名な事実です。

最近の研究では、だ液と食べ物を良く混ぜ合わせて食べることは血糖値の上昇を遅らせるとともに、インシュリンと同じ働きをする酵素も含まれていることもわかり、糖尿病の予防や治療に非常に有効であることがわかってきました。つまり、良く噛むことはダイエットにもつながります。

1日に分泌されるだ液の量は大体、1・5~1・8リットル。なんと、一升瓶に1本も出るのです。「良く噛んで食べなさい」は、良く噛んでだ液をたくさん出して、食べ物と混ぜ合わせ、外から入ってきた有害物質を無毒化し、体に有効な栄養分をより安全に取り込むための素晴らしい方法だったわけです。

ですが、残念ながら、最近では良く噛んで食べる習慣が薄れてきて、中には「飲むだけの朝食」などとうたった商品も出回り、1日に600ミリリットルしかだ液を出せない人が増えています。約3分の1のだ液では、酵素の働きが極端に減って、消化器官やその他全身に、非常に負担をかけてしまうことがわかります。

手軽な飲むだけの食事や野菜ジュースで完全な食事をしていると勘違いしている方が多いのには、本当に憂いを感じます。いえ、危機感さえあります。

以上のように、だ液が健康のために非常に有効であることはお分かりいただけたと思います。だ液をたくさん出す食事。それは、ご飯を中心にした日本古来の和食です。無意識に噛んでしまい、なおかつ噛めば噛むほどおいしい食事。それこそがご飯食なのです。

噛むことは全身の健康を保つために大切なこと。皆さんも「ご飯食」にこだわって、ヘルシーでおいしい食卓を作ってください。

私の料理に関する基本的な考え方

ご飯が主食であること

思わずよく噛んで食べてしまい、そしておいしいこと

調味料は本物を選ぶこと。白砂糖は絶対に使わないこと。

そして、それと同時にお母さん（お父さんが作る場合はお父さん）は、家族や子どものお医者さんでもあり薬剤師さんでもあるということを、いつも忘れないでください。

お母さん次第で、家族や子どもの将来が決まるといっても言い過ぎではありません。

しかし、あまり真剣になり、楽しむことを忘れないでくださいね。料理というのは、本来とても楽しく、創造的なのですから。

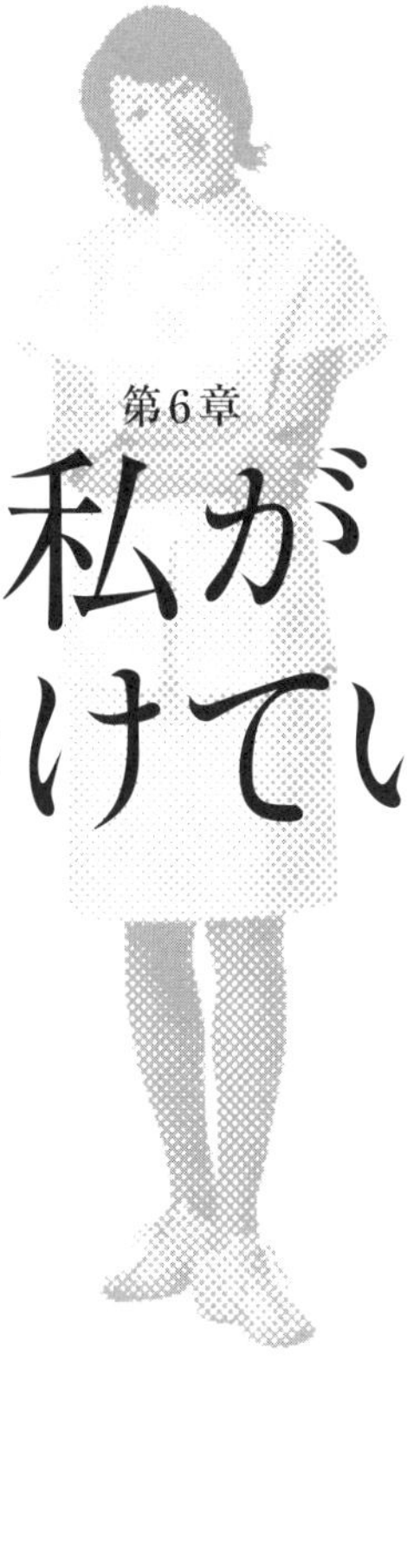

第6章

私が
気をつけていること

おしゃれで
優雅に生きる。

オタクな自然派はNG！

小さい頃から体が弱く、今もさまざまな問題を抱えている私の体は、身につけるものにとても敏感です。だから素材が限られてくるのですが、おしゃれには気を使いたいもの。

自然派の方はいっぱいいらっしゃいますが、一目で〝オタク〟な自然派は絶対にイヤです。おしゃれでなおかつ優雅でなくてはいけません。「健康のためなら死んでも構わない」人にはなりたくないのです。

ここでは、私が実際に試して「これはいい！」と思うものだけをご紹介します。

ヘナの髪染め

私は31歳の時に失明したことがあります。その後半年であっという間に白髪だらけ。おばあさんのようになったため、美容院の方と相談して、ヘアダイ（白髪染め）を使うようになりました。

しかし、このヘアダイときたら、地肌にもしみるし、皮膚の弱い私は、1週間くらい、かゆみとフケで苦しみました。とても刺激が強く、体に有害なヘアダイ。でも使わずに白髪のままで過ごすのは考えられません。ファッションが台無しになるからです。

ずいぶん前に観た映画『月の輝く夜に』（１９８７年）の中で、シェールという女優演じる中年の主人公が恋をして、白髪を染めてオペラに出かけるシーンは印象的です。

男性もそうですが、やはり人様に見られることを意識しなくなったら、だらしない生活、つまり不健康に近づきます。

俳優さんたちがきれいで健康でいられるコツは「見られること」にあると私は思うのです。いつまでも輝いている一流の俳優さんは、体も心も磨いていますから。

ヘアダイの代わりに私が選んだのは、天然の植物性毛染め材「ヘナ」。３年ほど前に知人から紹介してもらいました。

美容院で１００％ヘナで染めてくれるところはなかなかありませんので、私は、東京の青山にある美容室『ヒップス ヘアー&キッズ』（☎０３-３４００-

1398）に行き染めるか、ここで譲っていただいたヘナで地元新潟市の行きつけの美容室『ブルーム』（☎025-230-1475）で染めてもらっています。15年近く繰り返したヘアダイで、私の髪はキシキシのボサボサでしたが、今はよみがえり、美容師も驚くほどです。100％ヘナは最近では通販で手に入るようになりました。

「ナイアード」のヘナやハーブ入りのヘナもとても具合よく使えます。

まつげのエクステンション

お化粧品には苦しみました。もともとアトピー性皮膚炎の私。普通の化粧品が肌に合うわけがありません。さまざまな化粧品で炎症を起こし、いつもお岩さんのように腫れては病院に駆け込んでいました。

化粧品選びに使ったお金と労力は相当なものです。今はあるブランドに落ち着きましたが、とにかく、化学薬品や添加物、鉱物油など、怪しそうなものをなるべく排除した自然派化粧品の中から、自分に合ったものを選ぶのがベスト。毎日皮膚に直接つけるものですから慎重に選びたいものです。

たとえば、マスカラにも弱い私は、もっぱらエクステンションを使用しています。マスカラに含まれる皮膜材や保存料が私のような敏感な肌には刺激が強すぎるのでしょうか。

一時期、いろいろな事情でお化粧のできない時期がありましたが、やはり、お化粧をしない、鏡で自分の顔をチェックしない、ということは絶対にやってはいけないなと痛感しました。

男性もしかり。お化粧まではしなくても、おひげや肌を整えるのは、気分的にも大切なことですよね。

アートメーク

7年前に試して以来止められないのが、アートメーク。簡単に言えば、タトゥーです。最近のものは進化していて、染料はハーブで、5年ほどで薄くなり、消すのも修正も色調の調整も簡単。出血もなく、感染の恐れもない。私はこのアートメークのおかげで、幸せ眉になりました。お風呂に入っても顔を洗っても眉毛もアイラインも落ちません。あんまり素晴らしいのでついに私もスクールに通い、ライセンスをとってしまいました。お客様の笑顔がまったく別人のように素敵になるのを見て、私まで幸せになってしまいます。

定期的なエステ通い

私は「女性に生まれてよかった」と思う瞬間として、お化粧をしている時があります。彫りの浅い最も東洋人的な私の顔は、お化粧をすると、まるでキャンバスに絵を描くように、どんどん表情が変わります。

そんな私の顔を見た時の患者さんたちの反応は、どんな年配の方でも、お子さんでも、治療する際に全然違うことがよくわかります。やはり、健康的できれいな先生に治療してもらいたいのです。

疲れて、化粧もせず、髪もボサボサだと、患者さんの不安な表情が見え隠れします。心の声が聞こえてくるのです。「大丈夫かなあ、この先生」。

お化粧好きな私ですが、きれいな肌を保つ基本は、体の外からつける化粧品より、食事や睡眠が大切なことはわかっています。肌がいい状態になればファンデーションは必要ないほど。これは誰でも同じでしょう。

加えて、外出する際の日焼け止めと、定期的なエステを実践すれば完璧です！

ダイヤ・プラチナ・金

ピアスはダイヤ、ネックレスは金かプラチナを使ったものを気に入って身につけています。この3つの素材は、シンプルだけどゴージャスな雰囲気を演出してくれますが、こだわる必要はありません。何であれ、ぜひ本物を選んでください。

92歳で亡くなった祖母がいつも言っていました。「ひとつだけでいいから、本物のアクセサリーを身につけなさい。それが自信に満ちた態度につながりますよ」って。ただし、人によってどんな金属もアレルギーを起こす場合もあります。

服はシルクを中心に

直接肌に触れるものでなくても、天然素材を選びます。私がもっとも好きなのはシルク。ほかには、コットン、ウール、レーヨンといったところでしょうか。冬はカシミヤが一番！　ポリエステルやナイロンの服は絶対に着ませんし、皆さんにも着てほしくありません。アレルギー体質の私は、化学繊維に弱いのです。若いうちは遊びで選んでいいのですが、大人になったら天然の素材で、きちっとしたデザインのものを選びましょう。見た目にすぐにわかってしまいます。

「キッドブルー」の下着

身につけるものとして、最も気になるのが下着です。アトピーがひどかった頃、私はレースもない、フリルもない綿の白い下着を着ていました。ショーツのゴムのテープでさえかゆくて耐えられませんでした。なんということでしょう。20代の一番大事なときに、おばさんくさい下着しかつけられないなんて、最悪です。

ブラジャーにいたっては、化繊もワイヤーもレースもだめ。その上、心臓発作が起きやすく、締めつけられることを極端に嫌ったので、数年間はノーブラで過ごすしか方法がありませんでした。

結果、いつもショートカットで、Tシャツにジーンズ。どこから見ても「男の子」です。いったい何度「お兄ちゃん」と呼ばれたことでしょう。

そんな私と、やはりアトピー体質の娘がはまっているのが、「キッドブルー」(http://www.kidblue.co.jp)の下着やナイティー。

素材も綿やレーヨン、シルクといった天然のものを多く使い、レースも直接肌に触れないようなデザインもあったり、それはそれはうっとりするほど素敵なデザインの下着があります。

もちろん、ワイヤーの入らない、締め付けのゆるいブラジャーもあります。私がこの年齢になって女性らしくなれた原因のひとつに「キッドブルー」の存在も大きいのです。

ガーターレスのストッキング

女性にとって必需品なのに、なかなか天然素材の製品に出会わないのが、ストッキング、タイツ、靴下です。それでも探せばあるもので、シルク100%とはいきませんが、今の繊維技術で化繊にシルクを巻き付けたり、肌に当たる部分はシルクになっていたり、ずいぶん楽になりました。

ちなみに私は、ストッキングで全身に湿疹を起こしたことが何回かあります。原因は推測の域を出ませんが、肌への化繊の繊維自体の刺激に加えて、静電気が体に悪影響を及ぼすような気がしてなりません。

だから私は、なるべく静電気の起こりにくい、コットン混・シルク混のものを選びます。

おまた周辺の蒸れや静電気は、膀胱炎の原因になることがわかっています。なので、ストッキングはパンティーストッキングではなく、ガーターレスの腿までのタイプがおすすめです。片方伝線しても、もう片方は使えるのでエコロジカルでもありますよね。

そして夏はなるべく素足。パンプスも素足で履けるように、足をきれいに保ちましょう！

自分に合ったブランドの靴

靴の選び方は重要です。昔から言われてきたように、「足は第二の心臓」。靴の選び方を誤るととんでもないことが起きてしまいます。

しかし、日本人が靴に対して意識の低いことは以前から言われています。日本人の文化に「靴」が登場したのはつい最近のことですから、しょうがない部分もありますが。

靴を選ぶ時に、デザインやおおよそのサイズ、そして値段のみで選んでいる方がほとんどだと思います。足に合わない靴を選ぶと、足の形が変形して、それが原因で脊柱の骨もゆがみ、いろいろな症状が出てきます。

足や膝や腰の痛み、そのほか不定愁訴がでたり、ひどいと歩けなくなってしまいます。

まずは、自分の足の形にぴったりの靴を探すことです。足の指の長さ、甲の高さ、足幅を計り、専門家に選んでもらうのがベストです。

日本人特有の形としては、幅広甲高。こういう方は、EEEサイズなどを選んでいただけばいいと思いますが、問題は足幅や甲の薄い方。歩くたびに靴の中で足が滑り、前へ前へと足が出て、外反母趾や巻き爪の原因になります。靴の幅の小さい靴を選んだり、ストラップや紐でしっかりと靴と足を固定して、中で足が踊らないようにしておきましょう。

小さいお子さんの靴は特に大切。すぐに小さくなるからと、大きめの靴を履かせていませんか？　成長期にきちんとした靴を選んで、正しい歩き方や姿勢、体重のかけ方などを身につけさせなければいけません。

ヨーロッパの子ども靴のコーナーでは、靴を履かせて1時間くらい遊ばせてから選ぶコーナーもあるということです。

素材はもちろん、本革です。最も通気性があり、足にもよく馴染みます。できれば、靴底も本革が最高ですね。

最も贅沢な靴は、一枚革で底も本革。裸足で履くのがとても気持ちいい靴です。日本人なら、下駄や草履という履物もとてもいいでしょう。時と場所を選びますが……。

足裏マッサージ

足の裏は、全身の鏡と言われています。体の中がきれいになっていると足の裏はやわらかくきれいでなめらかに。タコやウオの目などのトラブルが起きないように、足裏マッサージなどのお手入れを欠かさないようにしましょう。ちなみに私はとてもきれいな足の裏です。

外食は和食で決まり

講演などで全国を飛びまわっていると外食をとる機会も多くなります。出張先まで自分でにぎった玄米おむすびを持っていくのは無理なので（笑）、せめて和食を選ぶようにしています。

私は糖尿病なので、ＧＩ値（グラセミック・インデックス）を低く抑える食品をとるように心がけていますが、その観点からだと、とろろが入っているメニューが良いようです。気休めかもしれませんが。

飲みものはお茶か水

缶コーヒーや清涼飲料水はＧＩ値のとても高い飲み物ですから、絶対に飲みません。健康な人にとっても、糖分のとり過ぎになりますから、おすすめできるものではありません。

GI値の低いアルコール

夏の夜など、ビールで乾杯！　と1杯はいいとして、ビールと日本酒はカロリーもGI値も高いのでNG飲料です。ジュース割の酎ハイはもってのほか。GI値の低いお酒、焼酎、ウォッカ、モルトウィスキーなどがおすすめです。近頃は、おいしい焼酎がたくさん出まわっているので、嬉しいですね！

小腹がすいたときはおむすびを

ついお菓子や甘いパンに手が伸びてしまうもの。これらは、GI値が高いので、糖尿病の人はもちろん、健康な人も控えたほうがいいでしょう。最も理想的なのは、おむすび。分搗き米のおむすびなら言うことなしです。

6種の常備菜

私が常に作るように心がけているものは、お漬けもの、茹で野菜、ひたし豆、つくだ煮、おそうざい、ふりかけの6つ。どれもそのままでもおいしくいただけるのはもちろん、料理の素材としても大活躍するものばかり。

新潟の食べもの

おいしい！　と近頃評判なのが私の地元、新潟の食。お米はもちろん、醤油や味噌など基本的な食材もとてもおいしいので、ここでは私が日常的に口にしているものをご紹介しましょう。

まずは生醤油の「風味醤油」（☎025-259-2637）。安価でおいしく、保存方法がわるいとすぐにカビるのは保存料の入ってない証拠で信用できるのです。

味噌は上越市の「杉田味噌」（☎025-525-2512）。「現代の名工」（労働大臣表彰）が作る味噌は絶品です。味噌漬けもサイコー！

味醂は、岐阜産のものになりますが、福来純の「三年熟成本みりん」（☎0574-43-3835）か、埼玉産の「味の母」（東京営業所☎03-3386-0031）を愛用しています。

最後にお米。これは新潟・魚沼の南雲秀雄さんのコシヒカリが絶品。インターネットでも買えるので、お試しあれ。

私の食生活1週間

これだけ、「食事が大切」「和食を食べましょう」と言っている私が、実際に何を食べているのか、ご興味はありませんか？　今年（2007年）の冬のある一週間の「私の食生活」を記録してみましたので、ご覧ください。特に、忙しくて、ご飯中心の食生活をあきらめている方に、「私もやってみよう！」と思ってもらえたら、ここで公開する意味もあるのかな。

月曜日朝食

たいていの月曜日は週末の疲れが残っていて、手抜きになってしまう私。しかし、料理に手を抜いても、素材には絶対手抜きはありません。雑炊がベストです。今日も（？）雑炊です。

うちの雑炊は自慢じゃありませんが、本当においしいんです。家の娘は小学校に入ったばかりの頃に、私の雑炊を食べながら「どうしてこんなにおいしいものが、給食に出ないのかしらね？」と言ってくれたものです。心の中では

「こんな手抜き料理を褒めてくれるなんて」と思っていましたが。決め手はだし。

昆布と鰹節、焼き干し子などを組み合わせて使います。鰹節は長崎市の中嶋屋本店の「かつお厚けづり」です。普通のものより、長く沸騰させられるので、扱いも楽ですし、深いコクがあります。

昆布は羅臼昆布。値段が張るので乾物屋さんで切り出しの部分を特用にパックしたものを使っています。焼き干し子は、新潟の加嶋屋のものです。きれいに並べて焼いたものがパックになっていて、他の干し子では出ない、最高のだしが取れます。

ご飯は前日の残りか以前の冷凍ご飯を使います。あらかじめざるにとり、水洗いをして水分を切っておきます。家は玄米なので割りとさらりとした雑炊ができますが、もし白米ならこの水洗いが大切です。

具材は冷蔵庫の残り物です。大根の千切り、キャベツの千切り、油揚げの千切り、にんじんの千切り、サイズがそろっているほうが見た目にも食感もおいしいものです。

ご飯を入れてお味噌を入れて最後に卵で閉じます。盛る直前に三つ葉を入れます。なければ、ねぎでもOK。おしんこはもちろんこの時期（冬）は、沢庵です。お味噌は杉田味噌のもの。

月曜日昼食

平日はひまわり歯科医院で、スタッフが日替わりでランチを作ってくれます。スタッフは私とともに「食」の勉強を20年来一緒にして来た同志。マクロビオティック料理も4年間勉強、他にもいろいろと通いましたから、料理はお手の物。今すぐ定食屋さんが開業できそうです。

今日は発芽玄米に季節の野菜たっぷりのお味噌汁。患者さんには重病の方もいらっしゃるので、お味噌は前述の杉田味噌の3年味噌。（ひまわり歯科にはご飯を食べにいらして、食事指導を受ける患者さんが沢山いらっしゃるので）。メインディッシュは山形の三吉麹屋さん（☎０２３７-７２-２７１２）の玄米麹の漬け床で漬けた漬物。大根と人参の漬物です。甘さも塩気も最高にご飯を引き立てます。玄米自体がおいしいのでおかずはシンプルが一番です。

もう一品は切干大根の煮物。取り寄せた天日干しの切干大根は甘みが強く、干ししいたけと油揚げと人参が入っただけで、最高においしく炊き上がります。キャベツの塩もみには最後に由布院から取り寄せた柚子胡椒を香りに入れます。ざく切りなのでよく噛めて歯にも体にも最高。おまけに安い。

月曜日夕食

仕事で疲れて帰ると、娘と家庭教師の先生が私の夕食を待っています。朝、タイマーで炊いた玄米とお味噌汁（わかめとジャガイモのお味噌汁）キングサーモンの味噌漬けの焼き物と、ほうれん草のおひたし、エゴ練り（新潟独特の寒天のような海藻のおかず。自家製でわさび醤油でいただく）、新潟の糀納豆と大根おろしをあえたもの。

それに松前漬け（自家製）。ゆで野菜やエゴ練り、漬物は休み中に作っておくので、調理時間は約30分です。

火曜日朝食

今日は娘の大好物のとろろご飯。毎日でも食べたいくらいおいしい献立です。家には年中お客様が泊まりますが、皆さんこのとろろご飯を楽しみにしていらっしゃいます。とろろご飯の日はみんながお替りをしてしまいます。

うちのとろろ汁は代々受け継がれた作り方です（私は16代目）。煮干と昆布で濃い目のだし汁を作り濃い味噌汁を作っておきます（具はなし）。山芋があれば最高ですが、長芋でもＯＫです。

眼の細かいおろし金ですり鉢の中に長芋をおろします。そこに、生卵の黄身だけを割りいれ（２人で１個くらい）すりこ木でよく混ぜておきます。さらに熱々の味噌汁を少し入れてはすって、少し入れてはすって伸ばします。味を見ながらちょうど良い頃で出来上がり。

長芋自体が非常に消化吸収が良く、胃腸が弱っているときなどは特に優しい献立です。またＧＩ値（血糖値の上がり方の単位）が低いため、腹持ちもよく、うちでは毎週のように登場します。

冬の初めには知人の農家から山芋を沢山譲っていただき、保存してあります。とろろ汁の日はおかずは漬物だけで十分ですが、強いて言うなら、沢庵漬けか白菜漬けが最高ですね。今回はほうれん草の胡麻和えと沢庵と小魚とくるみの佃煮でした。

火曜昼食

火曜日の昼食は外食です。地区のロータリークラブに所属していますので、毎週例会に参加してお昼を食べます。今日は散らし寿司とてんぷらうどんのセットです。野菜は少ないし、カロリーはオーバーですし、いつも悩んでしまいます。

しかし、食べないわけにも行かず、てんぷらの衣を残して食べました。揚げ物は油脂をとり過ぎます。衣をはがすなんてお行儀が悪いですが、自分の健康には代えられません。

火曜日夕食

たまには麺類も食べたくなります。しかし、麺類だとどうしても野菜が不足気味になります。そんなときは「ぶっかけうどん」がいいですね。

あらかじめ買い置きの乾麺を用意しておきます。具は卵の黄身・大根おろし・絹さやの湯がいたもの・ちぎった海苔・ねぎ・油揚げのさっと焼いたものの千切り・ゆずの皮をゆでて冷やした麺の上にたっぷりと乗せ、かえしをぶっかけ、崩しながらいただきます。うーーーん、おいしい。七味もたっぷり加えました。

水曜日朝食

相変わらずの玄米ご飯。お味噌汁は冷蔵庫に残っていたレタスと乾燥わかめ(三陸の漁師さんが自分でカットして天日干しにしているものを取り寄せています)とねぎの斜め切り。

冷凍しておいたシシャモを焼いて、茹でてあったブロッコリーの胡麻和えと日曜日に作っておいたゆり根のきんとん(甘さはメープルシロップで。カロリーは砂糖の4分の1)、漬物は相変わらずの沢庵(笑)。

水曜日昼食

いつもの日替わりひまわり定食。

水曜日夕食

今日は夕方スポーツクラブに行ってきたので、娘と待ち合わせをして近所のおすし屋さんで夕食です。23年のお付き合いです。季節の魚を季節の野菜とともに食べさせてくれます。もちろんお造りの盛り合わせのつまは絶対に食べます。大根と大葉・海藻・紫蘇の花穂、すべてに意味がありますので、食べつくします。

もちろんアルコールも進みます。糖尿病にひびくので、ビールは小さいグラスに1杯だけ。日本酒もちょっとだけ（非常においしい新潟の地酒を取り揃えているので、沢山飲みたいのを我慢する）、あとは焼酎のお茶割をいただきます。

おすしは3個くらいで終わりです。アルコールを飲むと十分カロリーをとってしまうので、最後のご飯は控えめです。もちろんアルコールを飲まない方は、沢山食べてください。おすしは非常にヘルシーな食事です。

ちなみに、私が世界一おいしいおすし屋さんと豪語しているのは「鮨・季節の料理青山」さん。ホームページ（http://sushiaoyama.com/）で調べてみてください。

なお、参考までに、我が家の食事は手抜き料理ですが、だしと器は手抜きしません。すし屋の大将に昔教わって、守っています。この2つを守ると自宅でもおいしくいただけます。たとえば必ず、代々伝わる朱塗りのお膳に、塗りのお椀やお箸、九谷焼や染付けの洋食器などを巧みに使います。手抜き料理の基本です。

木曜日朝食

相変わらずの玄米と味噌汁と漬物、ゆで野菜、鶏肉のそぼろ。夕べのうちに作っておいたもので、鶏肉にお酒・福島から取り寄せた大木代吉本店（☎０２４８-４２-２１６１）の料理酒と本みりん「味の母」としょうがを使って５分くらいで作ったもの。作り置きができて、ほかの料理にも使えるしお弁当にも最高。

木曜日昼食

今日は仕事がお休みです。昼食は一人でお蕎麦屋さん。行きつけのお蕎麦屋さんでぶっかけそばをいただきました。新潟はおいしいお蕎麦屋さんがいっぱいあります。夜だったら、おいしい肴と一緒に焼酎の蕎麦湯割りをいただくんですが……。

木曜日夕食

今日は勉強会。夕食を作らずに近くのデパートの駅弁特集で買ってきたお弁当。たまには人さまが作ったお弁当も楽しいものです。でも、揚げ物はなしです。そしてお味噌汁は必ず作ります。野菜が足りないので、お味噌汁は具沢山にして、料理の一品として用意します。

金曜日朝食

今日も変わらず玄米ごはんとお味噌汁。納豆にオクラと長芋を刻んだものを入れてねばねばオンパレード。ごはんにいっぱいかけていただきます。

金曜日夕食

たまには中華にしましょう。自然食品店から取り寄せたグルテンミート（小麦粉のたんぱく質で作ったお肉もどき）を使ったぎょうざと春巻き。えのき茸とホタテ貝柱の水煮缶と中華スープの素（自然食品店で購入）を使って卵で閉じた中華スープ。玄米ごはんとキムチ（添加物を使わないもの）、レタスとブロッコリーのサラダ（おっとカタカナ献立ですね）。

土曜日朝食

今日もいつもと同じ。冷凍しておいたししゃもを焼いて、いつもの作り置きのゆで野菜。焼き海苔にお味噌汁。時間がないときはカット乾燥わかめと乾燥麩とねぎ。だしの手抜きはないから完璧です。

土曜日昼食

ひまわり定食。今日は、玄米と具沢山のかぼちゃの味噌汁。車麩と干ししいたけと油揚げの煮物。私の大好きなキャベツの塩もみ（塩昆布和え）。なすと茗荷の味噌漬け（「杉田味噌屋」さんから取り寄せ：025-525-2512）。

土曜日夕食

たまにはいいでしょう。近所のイタリアンレストランに行き、オーガニックの野菜たっぷりのサラダと、蟹のパスタをいただきました。もちろん赤ワインを少し飲んで、後は焼酎。イタリアンレストランですが、焼酎を飲ませてくださるところがミソ。ありがたい、ありがたい。

以上、私の1週間の食事でした。基本的に和食ではありますが、たまにはイタリアンなど洋食も楽しみます。そういう、いい加減なところが、私の持ち味。皆さんもぜひ試してみてください。

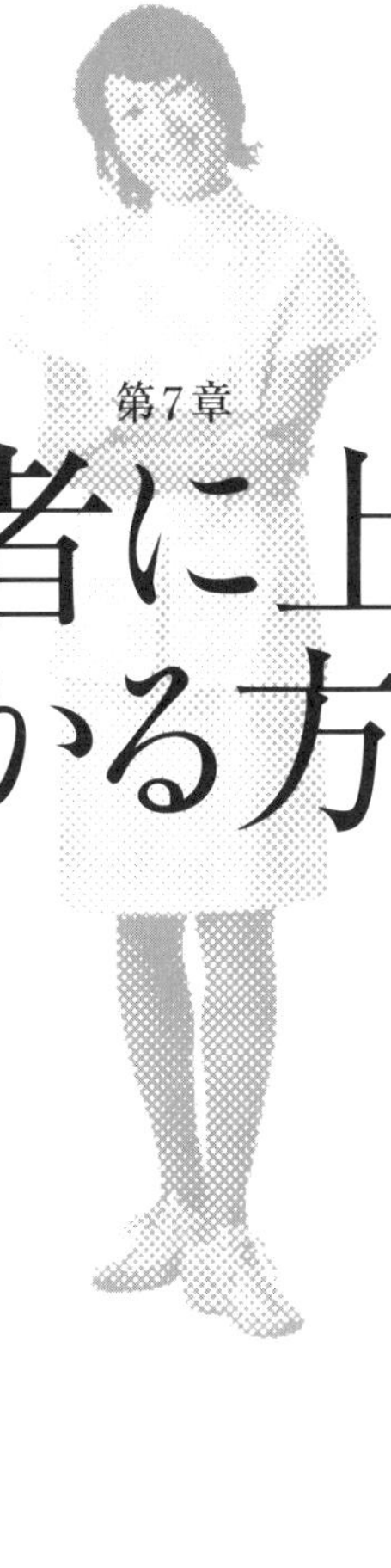

第7章

歯医者に上手にかかる方法

悩みを
受けとめてくれる
歯医者を
見つけましょう。

歯医者は嫌われ者

歯医者は皆さん嫌いなところ。できれば、行きたくないし、それどころか、最も嫌いな診療室。歯医者になって22年ですが、「私は歯医者が好き」なんていわれたのは、2回だけ。はっきり言って、おべっかで言ってくれただけです。それより、「私は歯医者が大嫌い」「本当は来たくなかった」と正直に答える人がほとんどです。歯医者である私でさえ、自分の治療は延ばしのばしにしてしまうのですから仕方ありません。

そんな、この世の最も嫌われ者の歯医者自身の語る、「歯医者に上手にかかる方法」は、多分的を射ていると思います。逆に言えば、こんな歯医者になれば、患者さんがたくさんいらっしゃるということなのです。自分への戒めもこめて、いくつかの項目を挙げてみましょう。

待合室での情報提供

医療の現場では、日々たくさんの新しい研究がなされています。あまりにもたくさんの情報があると、患者さんが迷ってしまいますが、必要最低限の新しい情報や、患者さんに伝えたい情報は、ある程度、待合室で提供してあるといいですね。待合室に入った時点で、そこの院長の考え方をうかがうことができます。確かに、おしゃれな雑誌やインテリアも大切ですが、待合室は居心地が良くて、勉強もできるというのが理想です。入った時の印象はとても大切です。

受付の応対

きれいな若い受付嬢。男性はそういう女性に弱いらしいですが、その女性（男性かも）を教育するのは、院長です。たとえ若くなくても、心証の良い方なら、間違いありません。院長の意思により、対応の仕方も変わっているはず。その受付に気に入ってもらうのも、上手なかかり方のひとつでしょうね。先生に相談できなくても、受付には気軽に相談できるものです。気軽に相談できる雰囲気でしょうか？

初診時の先生の態度

初めて入った診療室。第一印象は大切です。先生にしてみれば、何千人の中のひとりでしかありませんが、患者さんにとってはたったひとりで決死の覚悟で選んだ先生です。その先生の一挙手一投足はすべてが大切な情報です。

まず、初診の時に、マスクをしているかはずしているかは重要です。もっと大切なことは、その時の姿勢です。患者さんがユニット（治療椅子）に横に寝たままで話さなければいけないような姿勢は絶対許せません。

だって、患者さんは不安と恐怖でドキドキしているのに、そんな患者さんに対して、先生はマスクをしたまま、患者は寝かされたままで、今までの痛みや苦しみ、悩みを話せるわけがありません。

大切なことは、患者の悩みをいかに聞き出してくれるかです。行きたくない嫌いな歯医者に行くからには、それ相応の悩みがあるはずです。どうしてそんな状態になったか、今までにどんな苦労があったか、どんな治療を受けてきて、どんなに悩んだか、どんなに痛かったか、そういったそれまでのドラマを、いかに聞き出してまとめて、どんな治療方針を立ててくれるか。そこまでちゃんと話を聞いてくれるかが大切です。

治療の希望の伝え方

歯医者に行ってみたものの、自分では治療の内容や方針など絶対にわかりません。そこで私が代わりに歯医者に伝えるべき「患者の希望」をまとめました。

1　なるべく抜かないで欲しい。
2　なるべく削らないで欲しい（必要最低限にして欲しいということ）。
3　なるべく神経を抜かないで欲しい（神経を抜いてしまうと歯は死んでしまいます。なるべく生きたままでつかいたいものです）。
4　なるべく手術はして欲しくない。

以下は少しマニアックです。

5　なるべく歯に入れる材料は、その素材が何であるかを明らかにしてもらい、有害なものはなるべく避けてもらう。
6　できればＯＲＴ（バイデジタルＯリングテスト）などの筋反射運動を使っ

て、自分に合った材質を探してもらう。
7　噛み合わせを調べるときは、なるべく治療台を起こしてチェックしてもらう（寝たままではずれてしまう）。
8　自分の症状に合わせた、歯ブラシやブラッシング方法を教えてもらいたいこと、できれば食事指導なども希望すると伝える。
9　ひとつの症状についてでも、セカンドオピニオンがないかを教えてもらいたいと伝える。
10　保険診療と自費診療の違いを教えて欲しいことを伝える。

以上ですが、こんな患者さんが実際にいらっしゃったら、歯科医である私も緊張して、丁寧に診察や説明をすることは確実です。しかし、たまに、怒り出す歯医者がいるかもしれないのでご用心です。

治療に入ってからの対応

治療は最も嫌なことです。ただでさえ怖いのに、説明もないのに治療を始められたのではたまりません。これからする治療が、どんなことで、何のために行われるのか、しっかり説明を受けてください。歯科衛生士や歯科助手に聞いてみるのもひとつですね。

治療途中で具合が悪かったり、苦しい場合は、手を挙げるなどして、伝えてください。我慢は無用です。

治療の後で

今日の治療の説明や、次回の説明などをしてもらってください。遠慮する必要はありません。治療前後にレントゲン写真などを参考にして説明をしていただくと良いですね。

歯科治療の特徴

歯は唯一、他の体の組織と違い、自然治癒力を持たない器官です。いったん穴にしてしまったり、かぶせてしまったりした部分は一生そのまま残ります。しかも、歯の噛み合わせは、密接に頚椎や腰椎などの脊柱に大きく影響を与えます。ですから、歯を治すときの、材質や、大きさ、高さや出っ張りなどが、全身に大きく影響してしまいます。

ひまわり歯科には、以前から、整体の先生からの紹介患者さんが多くいらっしゃいます。頭痛・肩こり・手の痺れ・腰の痛み・足のもつれ・皮膚炎……。そういった不定愁訴の原因が、実は歯の治療が原因で誘発されているのです。

神戸の新神戸歯科の藤井佳朗先生は、噛み合わせと全身の関係を非常に重視した治療をされています。そこのセミナーのおかげで、私もかなり多くのことを学び実践して来ました。最近は噛み合わせの治療の方が非常に増えてきて、歯科治療の怖さを自覚させられています。

口の中はもともと、最も外界からの危険を敏感に感じて、危険を回避する必要があるため、非常に敏感にできています。靴の中に髪の毛が1本入っていたとしても、あまり気づきませんが、口の中には繊維くずが1本入ってきても、たまらなく不快に感じてしまいます。

治療次第で、健康を害してしまう可能性も高いのです。逆に言えば、1本の虫歯でも治療しないで放っておけば、それが原因で歩けなくなってしまう可能性だってあるわけです。

入れ歯も自分の歯もなしで、寝たきりで認知症の方が、総入れ歯を入れた途端に健常者のように話し始め、歩き出す方がいらっしゃることも、事実です。

歯は噛むためだけでなく、全身のバランスを保ち、健康を維持するための重要な器官であることを忘れないでください。

インフォームドコンセントとセカンドオピニオン、たっぷりと時間をかけて説明してもらってください。そして、ご自分の今までの病歴や悩み、希望などを、十分に話してください。

それを嫌がる歯医者さんなら、転院するのもひとつの方法です。

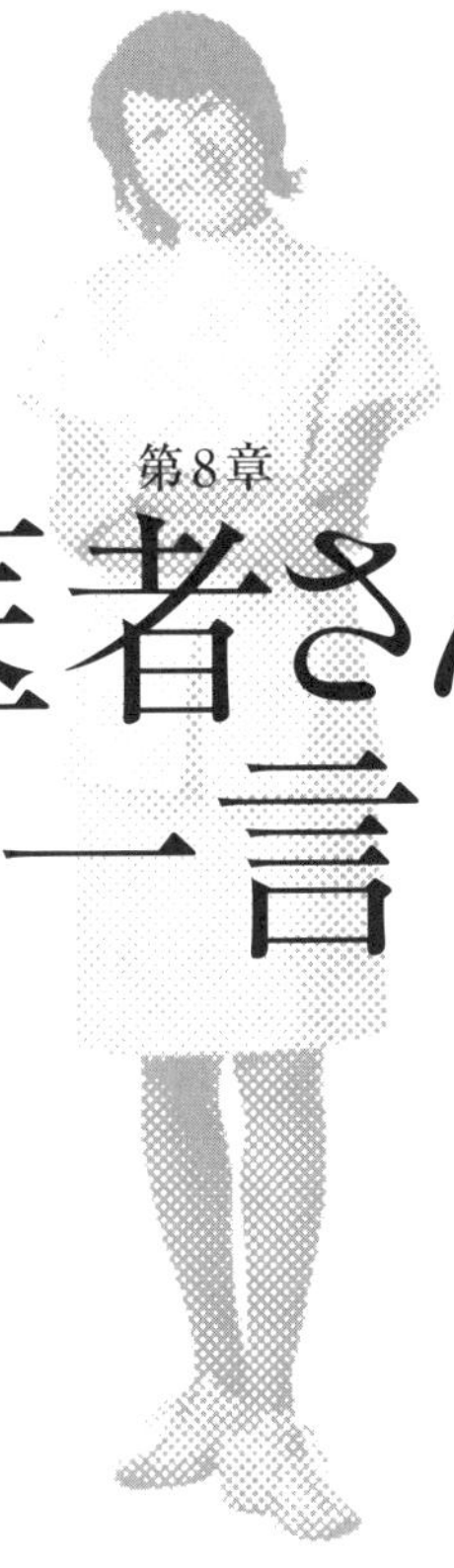

第8章

歯医者さんに一言

世の中を幸せにする、
歯科医師に
なりましょう。

病気がちだった学生時代

大学を卒業する頃、私の体調は最悪でした。生まれつきの心臓病の発作でたびたび病院に運ばれたり、病気の宝庫（？）と言われ、内科の柴崎教授が「このままじゃ死んじゃうぞ」と心配してくださるほど、毎朝のように点滴を打っていただき、たくさんの薬を飲みながら通学していました。

食養家たちとの出会い

そんな私も運良く国家試験に受かり、めでたく歯医者になったわけですが、何しろ決まっていたのは、入院と検査手術の日取りだけ。その後は自宅療養をしながら、どこかで働けたらと思う程度でしたが、ご縁あって長岡市の関正一郎先生に拾っていただき、働ける運びとなりました。

関先生は以前より大阪の片山恒夫先生（著書『歯槽膿漏—抜かずに治す』、訳書『食生活と身体の退化』）の下で勉強されていましたので、そこで勤めるうちに私も、病気の原因の多くは食生活の乱れであることをだんだん理解するようになりました。

　そして、患者さんたちが、食事指導を受けることにより、目覚ましく症状を改善していく様子を見るうちに、私の病気ももしかしたら、食事の改善で治るかもしれないと思うようになりました。しかし、いざ自分の病気となると、何が原因となっているのか皆目見当がつきません。

　かかりつけのどの先生にお聞きしても「わかりません」の一点張り。ひどい先生（もしかしたら正直で良心的なのかも）は、「病気の原因がわかるようだったら、とっくに治してあげているよ」と投げやりでした。

　大学時代にも歯科と食事、あるいは病気と食事について勉強したことはありませんでしたし、「食養（食で養生して病気を治す）」に目覚めたのはこの時でした。ありとあらゆる本を読み、マクロビオティックや他の玄米菜食のセミナーに参加し、東洋医学を学び、自分の病気と食との関係を学び、食養を実践し、どういう食事が病気をつくり、どういう食事が病気を治すのかを自分の体で実験し続けました。

　そうしてまずアトピーを克服した後、さまざまな好転反応や失明寸前の状態も切り抜け、33歳の時、不可能といわれた出産を果たしました。

講演活動の始まり

気がつくとその頃の経験を生かし、患者さんに対しての食事指導、地域での講演、雑誌やラジオの出演を繰り返すようになっていました。私のような病気持ちの大人にならないためにと、特に子どもたちの食事指導の講演には力を入れました。

子どもたちに、ヒトとして正しい食を選ぶことのできる能力を身につけさせてあげることこそ「食育」であると信じ、スライド片手に、学校関係に自ら申し出て、話をさせていただきました。おかげで開業地の西山町（現在は新潟県柏崎市）は、子どもの虫歯が12年間のうちに激減し、表彰される学校まで出てきました。

そして6年前には、著書『粗食のすすめ』で有名な、幕内秀夫先生にお声かけいただき、今では先生と組んで、全国を売れない演歌歌手のようにドサ周り講演しております。

医療人としてめざすこと

「病気には必ず原因があり、その原因が何であるかを探し出し、除去し、再発を防ぐことが本当の医療である」という片山恒夫先生の言葉を常に心に置き、対症療法のみに偏らないよう心がけてこれまで診療に当たってきました。

その結果として私の診療室にはいつしか、健康な人たちがどんどん通ってくださるようになっていました。「未病を防ぐ」とは、こういうことだろうかと、少しずつわかってきたように思います。

歯科に限らず、私たち医療人は、病気という「結果」の治療にばかりエネルギーを注ぎすぎているのではないでしょうか？　なぜその病気になったのか、その「原因」を患者さんとともに探し、それをどのように取り除くのか、患者さんとともに話し合う。この作業が忘れられてはいないでしょうか？　そしてそれが私の治療の信念といえるでしょう。

病気の原因は、時には家族との不和、職場のストレス、介護の疲れ、うつ病など、精神的な要素もたくさん含まれています。食事も十人十色、それぞれ正しいと思っていても、とんでもない過ちを犯していることが少なくありません。

片山先生のおっしゃるところの「ドキュメンテーション」にて、患者さんの背後にあるいろんな要素を聞き出すことが、まず第一歩です。そしてその中で、精神的なアドバイスをすることは歯科医院ではまず不可能ですが、患者さんの食の傾向を探り、それぞれの立場になって、オリジナルの食事指導をすることは可能です。

食事指導の実際

歯科での食事指導も、医科での食事指導も基本は変わりません。日本古来の伝統食、つまり、ご飯中心の和食を食べていただくことが最も手っ取り早い、健康への近道です。

具体的にはまず患者さんに、間食として何か特別なものを多食していないかをお聞きします。最近よく見られる症例としては、缶コーヒー・スポーツドリンク・乳酸菌飲料の多飲、のど飴の常用など、どれも体に悪いとは思わず、それどころか体に良いものとしてとっていらっしゃる場合が多いのが特徴です。

黒酢やヨーグルト、甘い果実などを健康食品と思って必要以上にとっている方も増えています。

パン食は危険

次には食事の主食が何であるかをお聞きします。最近の小学生にアンケートをとると、田舎の町でも6割くらいの家庭で、朝食はパンを食べているという結果が出ます。

ところがパンには体に必要な炭水化物が少ない上、材料に砂糖やバターが入っています。さらに、イースト菌の餌としても砂糖が入っていて、ふわっとしているパンほど糖分が多いのです。そこに、ジャムやバターをぬって、ジュースやコーヒーといっしょに食べたら、これは完全にケーキを食べているのと同じです。

その上、含水率が低いため、嚥下《えんげ》しにくく、おかずとしてとるものが、おのずと油物が多くなってしまいます。サラダにベーコンエッグ……当然、全体のカロリーも高くなります。

また、粉食（粉にした穀物を加工した食品）であるために、どうしても歯の表面に残りやすく、細菌の格好の餌となってしまいます。

1日1回でもパンを常食している患者さんは、ご飯食だけの方に比べて、カリエスも歯周病も多発していることは間違いありません。もちろん、パン食をしていても健康な方はたくさんいらっしゃいますが、その方たちは、ブラッシングなどの口腔内の管理をしっかりとしている方です。

このように話すと、欧米の方たちはパン食なのに大丈夫なのかと質問されることがありますが、調べてみると、日本のように甘くてやわらかいパンではなく、フランスパンやライ麦パン、全粒粉のパンなどのように、非常に硬く、しっかりとしたパンを食べています。外国から越して来た欧米の方がびっくりするのは「パン屋さんで、ケーキを売っている」ことだそうです。

和食は最高

1977年にアメリカ上院栄養問題委員会が、5000ページを超えるレポートの中で発表した内容は、日本も含めた現代先進国の食事の間違いと、薬や手術を主体とする現代の医学に対する根本的な批判、そして栄養を重視する医学に変革せよということでした。各種の生活習慣病に対する具体的な食事療法も示しています。中でも、未精製の穀物を中心とした、魚や海藻や野菜を副食にしている日本古来の伝統食は、世界でもトップレベルの健康食であることにも触れています。ですから私たちは、自信を持って患者さんに和食を勧めることができます。いまや、世界のセレブたちの間で最も人気なのが、ヘルシーな和食だということもご存じだと思います。

食事指導の手順

参考までに、ひまわり歯科医院の指導の流れを示してみましょう。

＊初診時にじっくりと時間をとり、患者さんに今までの経過を聞き出す（ドキュメンテーション）。

＊口腔内診査をして、その方の食傾向を探る（カリエスの部位やでき方、歯周病の様子などで、だいたいの予想をしておく）。

＊ブラッシング指導をするとともに、患者さん自身に口腔内をしっかりと把

握していただく。記録写真を撮る。

＊小冊子（『元気な子どもを育てる食生活』『むし歯・歯周病予防の食生活』）は必ず買っていただき、次回までに読んでいただいて、自分なりの食生活の改善提案をしていただくように宿題をお出しする。他にも幕内先生の本は各年代に合わせて著書多数ありますので待合室にとり揃えておきます。

＊2回目の来院時に、宿題の答を見て実際の食指導をする。この時、あまりにもハードルが高い提案をしてしまうと挫折するので、できる範囲の提案をする（例えば、缶コーヒーを多飲している方は、本数を減らすかブラックにすることを提案したり、一人暮らしの男性には朝食をパン食から、せめてパックご飯とインスタント味噌汁、出来合いの漬物などにすることを提案）。

＊3回目以降も様子を見ながら提案を続ける（いつかは、ご飯中心の和食になるように、食に関するいろんな情報を与え続けます）。

＊患者さんには、いつでも穀物中心の和食を体験していただけるようにしておき、昼食時にはスタッフと一緒に食事をしていただきます。

＊待合室には、いつでも簡単に正しい和食ができるように、調味料や佃煮、

ふりかけ、パックの玄米、小型精米機、発芽玄米を作るための特殊な大型精製機（自由に使える）などを置いて、自由に購入できるようにしてあります（自主精算で貯金箱にお金を入れていただくので手間いらず）。

その結果、患者さんたちは、一緒に治療に参加して、自分の口腔を守ると同時に、再発を防ぐ方法を知り、食に対する意識も高くなっていくのです。「歯科と食養」は最もつながりが強く、結果も目に見えるため、非常に患者さんも喜びますが、これは必ず「医科と食養」にもつながっているものと信じています。

「食養・食育」については、これからどんどん私たちの分野で必要に迫られる領域ではないでしょうか。人任せではいられなくなると思います。

片山恒夫先生著書　問い合わせ先　豊歯会刊行部　☎０６-６８５２-０４４６
幕内秀夫先生著書　問い合わせ先　Ｆ＆Ｈ研究所　☎０４２-５７７-４１３０

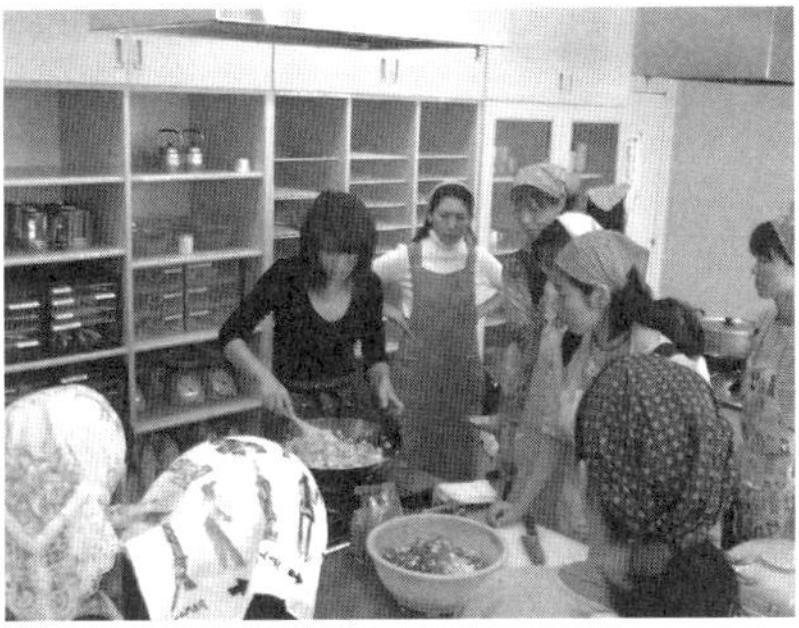
地域の学校で食事指導をする筆者

おわりに

きれいに死にたい

私の今までのたくさんの経験を通してわかったことを書いてみましたが、いかがでしたでしょうか？　病気で悩んでいらっしゃる方、お子さんの食事に悩んでいらっしゃる方、ダイエットしたい方、家族の健康を守りたい方、長生きしたい方、いろんな方が読んでくださったと思います。

前述しましたが、小さい頃に母親に捨てられた私は、ご多分に漏れず、いじめや中傷に苦しめられました。寂しいというより、悔しさが先に立って、泣くことはほとんどなかったと思います。それどころか、そんな私に祖母はいつも言っていました。「きみちゃん、悔しかったらあなたが頑張って成功して、大人になったら見返してやりなさい」。

いつしか私は「成功」という復讐のために、「頑張るきみちゃん」になっていったのです。当然、何があっても弱音は吐かず、歯を食いしばり頑張る、子どもらしさや、わがままをほとんど言えない子どもでした。

ずいぶんとまわりに気を使う、気の利いた良い子だったと思います。そんな私に手に職を持つことを勧めてくれたのが父です。農家出身の父にとって、私の学費を捻出するのはさぞかし大変だったと思いますが、娘を成功させてあげたいというその期待に応えるべく、私も必死で勉強し、奨学金をもらい、バイトで生活費を稼ぐ、典型的な良い娘だったと思います。

しかし、そんな私もスーパーウーマンではありませんでした。偏った食生活と、偏った精神は、着実に私を病気へと導いてくれました。

そのいきさつは、本書にも何度も述べたとおりです。さまざまな出会いの中で7年前には自然食料理人の船越康弘氏と出会い、食のみならず、「心」と体の関係の大切さに気づかされ、東京のカウンセラー、林貞子先生を紹介していただき、私自身を知るきっかけを作っていただきました。そのことにより、私自身のカウンセリングで、自分の弱さやさみしさを知っただけではなく、患者さんの心と病気との関連も勉強するようになったのです。今だに林先生にはお世話になりっぱなしです。

このように、今こうやって健康でいられる私は、本当にたくさんの方たちとの出会いとご指導のおかげなのです。「成功して世間を見返し」たかった少女は、いつの間にか成功するどころか、心も体も病んでしまい、その病気がきっかけで、病気で困っている方たちを健康に導く手伝いをさせていただく、歯科医師となりました。

そこには、いつも私自身が病気で苦しみ、悩んでいるときに手を差し伸べて、助けてくださった方たちへのご恩返しとして、私が受けたと同じように、困った方たちの役に立ちたいという気持ちがあるのです。

最後に、私がここ数年最も力を入れている活動をご紹介して終わりたいと思います。それは、中国の孤児たちの援助です。自分や家族、愛する恋人や友人のためなら何でもできるのは普通です。究極の悦びは、知らない方たちに、確実に役立つような奉仕をすることではないでしょうか。

以前よりロータリークラブに所属して、いろんな場面で、知らない誰かのために、役立つことには、労力はいとわずに生きてきました。しかし、この数年最も力を入れているのは、中国の孤児たちへの援助です。

私の以前からの友人に、中国からの留学生だったご夫婦がいます。二人の学生時代からの夢は、中国奥地に学校を作り、中国人の識字率を向上させることでした。中国奥地には、私たちの想像もつかないような貧しい人たちがたくさんいるとのこと。特に辛いのは、生活に困った両親が、家族のためにと町に出て売血をし、衛生状態の悪かったせいで、ほとんどの方たちがエイズに感染して、村に残ったのは高齢で働けない祖父母と、幼い子供たちばかり。食べるにも困窮しています。学費の要らないはずの中国なのに、文房具を買うお金のない家庭が多く、学校に行けないということなのです。その子たちに、年間５０００円の奨学金を渡すと、ひとりの子供が1年間学校に通えて、字を読み書きできるようになるのだそうです。

その話を聞いて以来、講演をする度に、５０００円を寄付することにしています。ほぼ、5年間続けてきました。その中国人夫婦が数年に1回、自分たちの足で直接運んでくれる奨学金です。直筆で書いてくれる手紙を、その友人に翻訳していただくたび、涙があふれます。感謝の手紙が、私にとっての最高の慰めとなります。

人間はきっと、誰かのために役に立てたときが、最高に幸せなのではないでしょうか？ 人のためといいながら、実は自分が最も癒されて、気持ちが良くなる瞬間。どんな方法でも構いません。誰かのために役に立てる時、私たちは最も癒され、心も体も最もきれいになれるのではないでしょうか？

この中国人夫婦のプロジェクト「家寶助学会（http://www.kahou-china.jp/jogakukai/index.html）」、アクセスしてみてください。心がきれいになれますよ。

もちろん、どんな奉仕活動でも構いませんが、自分自身が小さい頃に苦労したので、苦しむ子どもたちは絶対に放っておけないのです。愚痴を言わせていただくと、アメリカではこの手の寄付はすべて非課税なのですが、日本は非課税にならないことです。なんとも理不尽ではありませんか。

長くなりましたが、この本に書いたことすべてが、私の「きれいに死にたい」わけなのです。

［初出一覧］

1章、2章、3章	『給食のちから』（風濤社）2004年9月、「第2部　子どもの歯を守りたい」
3章	『お料理新聞』（グレイン・エス・ピー） 2005年10月号（Vol.220）-2006年10月号（Vol.232）
4章	『お料理新聞』（グレイン・エス・ピー） 2006年11月号（Vol.233）-2006年12月号（Vol.234）、 『給食のちから』（風濤社）2004年9月、「第2部　子どもの歯を守りたい」
5章	『はっぴーママ　新潟版』（新潟アドセンター） 2005年7・8月号-2006年5・6月号
8章	『歯学』93　2005年 秋季特集号【歯科界の潮流】「食養・食育」（8-12頁）

鈴木公子

すずき きみこ

新潟県生まれ。歯科医師。ひまわり歯科医院院長。
日本歯科大学新潟歯学部卒。
長岡市関歯科医院勤務を経て、
1986年新潟県柏崎市にひまわり歯科医院を設立。
歯と食事のこと、噛むことの大切さを、診療や講演、料理講習会を通じて伝えている。
学校・保育所の歯科医も務める。
学校給食と子どもの健康を考える会・新潟支部所属。
著書に『給食のちから』(共著、風濤社)がある。

きれいに死にたい

歯科医師が教える幸せな生き方・暮らし方

著　者　鈴木公子 すずき きみこ

発　行　2007年4月1日初版第一刷
　　　　2018年8月25日　第三刷

発行者　高橋 栄

発行所　株式会社風濤社
　　　　東京都文京区本郷3-17-13 本郷タナベビル4階
　　　　電話(03)3813-3421

印刷所　吉原印刷株式会社

製本所　株式会社難波製本

乱丁・落丁本は、ご面倒ですが小社宛お送りください。お取替えいたします。
価格はカバーに表示してあります。

ISBN978-4-89219-287-6